A. Clad · E. Jacobs
Medizinische Mikrobiologie für Krankenpflegeberufe

A. Clad · E. Jacobs

Medizinische Mikrobiologie
für Krankenpflegeberufe

Kompendium mit Übungsklausuren

Jungjohann Verlagsgesellschaft
Neckarsulm · Stuttgart

Zuschriften und Kritiken an:
Dr. med. H. Jungjohann, Postfach 1252, D-7107 Neckarsulm

Wichtiger Hinweis
Die Erkenntnisse in der Medizin unterliegen laufendem Wandel durch Forschung und klinische Erfahrungen. Die Autoren dieses Werkes haben große Sorgfalt darauf verwendet, daß die gemachten (therapeutischen) Angaben – insbesondere hinsichtlich Indikation, Dosierung und unerwünschten Wirkungen – dem derzeitigen Wissensstand entsprechen. Das entbindet den Benutzer aber nicht von der Verpflichtung, anhand der Beipackzettel zu verschreibender Präparate zu überprüfen, ob die dort gemachten Angaben von denen in diesem Buch abweichen, und seine Verordnung in eigener Verantwortung zu bestimmen.

CIP-Titelaufnahme der Deutschen Bibliothek
Clad, Andreas:
Medizinische Mikrobiologie für Krankenpflegeberufe:
Kompendium mit Übungsklausuren / A. Clad; E. Jacobs. –
Neckarsulm; Stuttgart: Jungjohann, 1991
ISBN 3-8243-1110-0
NE: Jacobs, Enno:

Alle Rechte vorbehalten.

1. Auflage Februar 1991

© 1991 Jungjohann Verlagsgesellschaft mbH, Neckarsulm, Stuttgart

Das Werk einschließlich aller seiner Teile ist urheberrechtlich geschützt.
Jede Verwertung außerhalb der engen Grenzen des Urheberrechtsgesetzes ist ohne Zustimmung des Verlages unzulässig und strafbar. Dies gilt insbesondere für Vervielfältigungen, Übersetzungen, Mikroverfilmungen und die Übertragung auf elektronische Datenträger.

Herstellung: B&K Druckform Service, Krefeld; Druckhaus Schwaben, Heilbronn
Umschlag: Arne Schäffler, Gerda Reichle, Ulm

Printed in Germany

Geleitwort

Die Krankenpflege hat bei der Vorbeugung, Erkennung und Behandlung von Infektionen einen bedeutenden Anteil. Dabei ist die Kenntnis der verschiedenen Erregerarten, deren Stabilität gegenüber Umwelteinflüssen und der jeweiligen Übertragungswege eine Voraussetzung zur Verhütung oder frühzeitigen Erkennung von Infektionen.

Da der zeitliche Rahmen des Krankenpflegeunterrichts in Medizinischer Mikrobiologie sehr begrenzt ist – zwanzig Doppelstunden – kommt es bei der Vermittlung dieses umfangreichen Stoffgebietes besonders darauf an, sich auf das Wesentliche zu konzentrieren, die Anwendung im Berufsalltag im Auge zu behalten und die mikrobiologischen Grundlagen verständlich zu machen. Den Autoren ist dies dank ihrer Erfahrung in medizinischer Mikrobiologie, Klinik und Krankenpflegeunterricht sehr gut gelungen.

Das Buch gibt einen guten Überblick über die Bakteriologie, Virologie, Mykologie und Parasitologie. Auf Desinfektions/Sterilisationsmethoden und Impfpläne wird in gesonderten Kapiteln eingegangen. In jedem Abschnitt des Buches wird versucht, durch übersichtliche Darstellung und anschauliche Erklärungen den Stoff verständlich zu machen. Die Klausurfragen helfen das Wissen zu überprüfen. Die Fragen nehmen Bezug auf die Klinik und überprüfen das mikrobiologische Verständnis, ohne unwichtige Details abzufragen. Das ausführliche Register erleichtert darüberhinaus das Nachlesen zu bestimmten Themenkreisen.

Das Buch ist sehr empfehlenswert, und ich wünsche ihm eine weite Verbreitung.

Freiburg, den 7. 7. 1990   Prof. Dr. med. Eiko E. Petersen
                                             Arzt für Frauenheilkunde und
                                             Medizinische Mikrobiologie
                                             Universitätsfrauenklinik Freiburg

Vorwort

Das vorliegende Lehrbuch soll als Begleittext für den Krankenpflegeunterricht in Medizinischer Mikrobiologie und darüber hinaus als Nachschlagewerk für die im Krankenpflegedienst Tätigen dienen. Die Medizinische Mikrobiologie ist ein wichtiges, aber schwer zu überblickendes Fach. Gerade im Pflegebereich sind jedoch mikrobiologische Grundkenntnisse entscheidend für eine gute Versorgung des Patienten. Diese Grundkenntnisse soll der vorliegende Text vermitteln. Der Text ist knapp gehalten, damit nicht das Wesentliche in unnötigen Details untergeht. Im Text wird versucht, die immer wiederkehrenden Grundprinzipien der medizinischen Mikrobiologie aufzuzeigen und verständlich zu machen. Zugleich orientieren sich Beispiele und Hinweise an der Krankenpflegepraxis.

Die Autoren haben langjährige Erfahrungen in der virologischen und bakteriologischen Diagnostik gesammelt und können auf klinische Erfahrungen zurückgreifen. Zudem haben beide Autoren mehrere Jahre Krankenpflegeunterricht in Medizinischer Mikrobiologie gehalten. Die Frau eines Autors ist Krankenschwester (Anne Clad) und hat viele Anregungen zu diesem Buch gegeben.

Die Fragen am Ende des Textes sind Klausuren, die im Unterrichtsjahr 1989 und 1990 an einer Krankenpflegeschule in Freiburg geschrieben wurden. Die erste und dritte Klausur deckt die erste Hälfte des Textes ab, die zweite und vierte Klausur die zweite Hälfte. Die Klausuren sind schwer, aber dennoch sehr gut ausgefallen, so daß wir davon ausgehen, daß der Text im Unterricht verstanden worden ist.

Wir hoffen, mit diesem Buch bei möglichst vielen Verständnis und Interesse für die Medizinische Mikrobiologie zu wecken.

Freiburg, im August 1990

Dr. med. Andreas Clad
Dr. med. Enno Jacobs

Inhalt

1. Allgemeines 1
    Begriff: Medizinische Mikrobiologie 1
    Überblick über die Geschichte der Mikrobiologie 1
    Infektionsketten 2

2. Aufbau der Bakterien 3
    Anatomie der Bakterienzelle 3
    Gramfärbung 3
    Zellwand 4
    Zytoplasmatische Membran 5
    Nukleoid 5
    Plasmide 5
    Erbinformationsänderung 5
    Wachstumsphasen 5
    Differenzierungsmethoden 6

3. Staphylokokken 7
    Einteilung 7
    Krankheitsbilder:
        Staphylococcus aureus 7
        Koagulase-negative Staphylokokken 9

4. Streptokokken 10
    Einteilung 10
    Krankheitsbilder:
        ß-hämolysierende Streptokokken der Gruppe A 10

ß-hämolysierende Streptokokken der Gruppe B 12
Nicht-A, Enterokokken und vergrünende Streptok. 12
Streptococcus pneumoniae (Pneumokokken) 13

5. Infektionsformen und Infektabwehr 14
Infektionsformen 14
Infektabwehr 14
Unspezifische Resistenzfaktoren 15
Spezifische Immunabwehr 15
Bildung der weißen Blutzellen im Körper 16
Antikörperklassen 16

6. Harnwegs- und Genitalinfektionen 18
Harnwegsinfektionen:
Mikrobiologische Normalflora 18
Erregerspektrum des Harnwegsinfektes 18
Übertragungswege 19
Probengewinnung 19
Keimzahl 20
Klinische Symptome eines Harnwegsinfektes 20
Geschlechtskrankheiten:
Gonorrhoe (Tripper) 20
Syphilis (Lues) 21
Chlamydien 22
Aminkolpitis 22
Trichomonaden 23
Listerien 23

7. Infektionen des Respirationstraktes, der Kopf- und Thoraxorgane 24
Untersuchungsmaterial und verschiedene Krankheitsbilder:
Otitis, Rhinitis, Bronchitis, Pneumonie, Konjunktivitis und Meningitis . . 24
Hämophilus influenzae 25
Neisseria meningitidis (Meningokokken) 26
Mycoplasma pneumoniae 26
Tuberkulose 26
Keuchhusten 27
Diphtherie 28

8. Wundinfektionen 30
    Pseudomonas aeruginosa 30
    Anaerobier 31
    Gasbrand 31
    Tetanus (Wundstarrkrampf) 32

9. Infektiöse Darmerkrankungen 34
    Normalflora 34
    Darm-pathogene Erreger:
        Viren 34
        Bakterien 34
    Salmonellen 35
    Yersinia enterocolitica 36
    Campylobacter jejuni/coli 36
    Lebensmittelvergiftung durch Clostridien 37
    Enteropathogene Protozoen:
        Entamoeba histolytica 37
        Lamblia intestinalis 38

10. Menschenpathogene Viren 39
    Allgemeines 39
    Aufbau (ohne und mit Lipidmembranhülle)und Körperabwehr 40
    Jahreszeitliche Schwankungen der Infektionshäufigkeit 42
    Diagnostik von Viruserkrankungen 42
    Hepatitis B 42
    Hepatitis A 44
    Hepatitis Non-A Non-B 45
    Röteln 45
    Masern 45
    Mumps 46
    Herpes-Viren 46
        Herpes simplex (HSV) 46
        Varizellen-Zoster-Virus (VZV) 47
        Epstein-Barr-Virus (EBV) 48
        Cytomegalie-Virus (CMV) 48
    Human Immunodeficiency Virus (HIV) 49
    Poliomyelitis (Kinderlähmung) 49
    Tollwut (Rabies) 50

11. Durch Insekten übertragene Bakterien und Viren 51
    Lyme-Krankheit (Borreliose) 51
    Frühsommer-Meningoenzephalitis (FSME) 51
    Gelbfieber 51

12. Mykologie – Lehre von den Pilzen 52
    Sproßpilze (z.B. Candia albicans) 52
    Fadenpilze 53

13. Infektionen durch Parasiten 54
    Toxoplasmose 54
    Malaria 54
    Wurmerkrankungen 56
        Madenwurm (Oxyuren) 56
        Spulwurm (Ascaris lumbricoides) 57
        Trichinen 57
        Bandwürmer (Taenia saginata / Taenia solium) 58
        Echinococcus (Hundebandwurm) 58
    Insekten 59
        Milben 59
        Flöhe 59
        Läuse 59

14. Schutzimpfungen 60
    Schutzimpfungen für Kinder 60
    Schutzimpfungen für Erwachsene 60

15. Sterilisation und Desinfektion 62

Anhang: Mikrobiologie-Klausuren 64
    Richtige Lösungen zu Klausur Nr. 1-4 74

1. Allgemeines

Begriff: Medizinische Mikrobiologie

Stellung der Mikroorganismen in der Natur	
Eukary-onten	1. Tiere (Embryonalentwicklung, Ernährung mit fertigen organischen Substanzen) 2. Pflanzen (Sonnenlicht als Energiequelle, wandeln anorganische in organische Substanzen um) 3. Protisten (Erstlinge oder Urwesen) a) höhere Protisten: Algen, Pilze, Protozoen
Prokary-onten	b) niedrige Protisten: Bakterien (besitzen keinen Zellkern, Durchmesser 0,5-5 μm)
Viren	bestehen nur aus Erbinformation (DNA oder RNA), die in Protein verpackt ist (Capsid) und sind in manchen Fällen von einer Hülle (Zellmembran) umgeben. Nur Vermehrung in Zellen (Bakterien od. eukaryote Zellen).

Medizinische Mikrobiologie

Lehre von den Mikroorganismen, die für die körperliche Verfassung des Menschen von Bedeutung sind.

Es stehen zueinander in Konkurrenz:
- Krankheitserreger mit Virulenzfaktoren (Toxine, Kapsel)
- Infektabwehr (spezifisch und unspezifisch)

Aufgabenbereich eines Mikrobiologen/Hygienikers:
- Prävention = Vorbeugende Gesundheitspflege
- Diagnose und Therapievorschlag bei einer Infektion
- Epidemiologie = Aufdecken und Unterbrechen von Infektionsketten

Überblick über die Geschichte der Mikrobiologie

Entstehung des Begriffes **Krankenhausinfektion** (Nosokomialinfektion):

Ignaz Semmelweis (1818-1865)

1846: Die Hand des Arztes mit dem "Leichengift" von Obduzierten kontaminiert bei der Untersuchung die Geburtswege von gesunden Frauen: Wöchnerinnenfieber.

– Gebärklinik I (mit Obduktionssaal) Mortalität 11 %
– Gebärklinik II (ohne Obduktionssaal) Mortalität 3 %.

Nach Einführung von sorgfältigem Händewaschen mit Chlorwasser und Kittelwechsel sank die Mortalität in Gebärklinik I auf 0,2 % !!

1865: Chirurg Sir Joseph Lister stellt die Hypothese auf: "Infektionen werden durch die Luft (aerogen) übertragen."
Konsequenzen:
1. Wunden werden abgedeckt und mit Karbolsäure desinfiziert.
2. OP, Personal und Gegenstände werden mit Phenol besprüht.
Als Folge sank die Mortalität bei Unterschenkelamputation von 46 % auf 15%.

1875: Das gewebsschädigende und krebserregende Phenol wird durch Jodoform ersetzt.

Robert Koch (1843 - 1910)

beweist an Tierexperimenten, daß Krankheiten von bestimmten Bakterien übertragen werden: Milzbrand, Tuberkulose, Cholera, Malaria, Typhus, Schlafkrankheit
Kochsche Postulate

Sterilisationsverfahren: Dampfsterilisation
Gummihandschuhe (1890)
Mundschutz (1897)

Ära der **Anti- oder Aseptika:**

Problemlose Eindämmung von Wundstarrkrampf, Gasbrand und Wöchnerinnenfieber
Aber: aerogene Problemkeime wie ß-hämolysierende Streptokokken und Pneumokokken bleiben
Beispiel: 2. Weltkrieg: Nachweis von ß-hämolysierenden Streptokokken der Gruppe A
– vor Einlieferung: 8-15 %
– im Lazarett: 20-90 %.

Ära der **Einführung der Chemotherapeutika** (1935 - 1940)

Sir Alexander Fleming (1881 - 1955) entdeckt das **Penicillin**
Folge: Grundlegende Änderung in der Medizin: mit hochwirksamen Mitteln läßt sich eine antiinfektiöse Therapie betreiben.
Aber: zu großzügige Anwendung und Vernachlässigung der alten Regeln der Anti- bzw. Asepsis bedingt neue **Problemkeime:**
– Staphylococcus aureus
– Enterobacteriaceen
die zu einem erneuten Anstieg der Krankenhausinfektionen führen.

Infektionsquelle: Das Krankenhaus !!

Beispiel: gesunder Keimträger mit Staph. aureus auf der Haut oder Schleimhaut infiziert Patient über Tröpfcheninfektion oder Hautkontakt.

Infektionsketten

Erregerquelle: Haut, Schleimhaut, Sekrete, Nahrung, Aerosole, Staub, Boden, Wasser, Tiere, Instrumente, Wäsche, Infusion

Übertragungswege: Schmierinfektion (fäkal-oral), Tröpfcheninfektion, iatrogen (= durch den Arzt bedingt), aerogen, endogen, exogen

Beispiel: Enteritis, bedingt durch Salmonella typhimurium.
- Erregerquelle: Stuhl (Krankenhausküchenpersonal)
- Übertragungsweg: durch Schmierinfektion über die Hände des Personals auf das Nahrungsmittel
- Keimzahl: durch falsche Lagerung über mehrere Stunden bei Raumtemperatur – statt gekühlt – vermehren sich die Salmonellen, bis die Keimzahl zur Auslösung einer Infektion mit Krankheitserscheinungen ausreicht
- Infizierte: 200 von 500 Personen, die den Grießbrei verzehren
- Endemische Ausbreitung: die 200 vom Grießbrei infizierten Personen stecken durch fäkale Schmierinfektion weitere 300 Personen an.

Mikrobiologische Methoden zur Durchbrechung der Infektionskette

- Erkennung des Erregers
- Aufspüren der Infektionsquelle
- Therapie des Infizierten (evtl. Antibiotika)
- Sanierung der Erregerquelle durch Isolierung (lebender Träger), Desinfektion oder Sterilisation (Geräte, Wäsche etc.)
- Impfung wo möglich als vorbeugende Maßnahme.

2. Aufbau der Bakterien

Anatomie der Bakterienzelle

Größe: etwa 0,5-5 μm lang und 1 μm breit
- **Form:** kugelig (Kokken), stabförmig gerade oder gebogen (Stäbchen)
- **Mikroskop:** Bakterien sind in der 1:1000 Vergrößerung gut erkennbar – *zum Vergleich:* Erythrozyten-Durchmesser 7,5 μm. Hefezellen-Durchmesser 3-5 μm. Erythroyzten und Hefen sind schon in der 1:400 Vergrößerung gut erkennbar.
- **Aufbau der Bakterienzelle:** Das Zytoplasma enthält die Erbinformation in Form von DNA (nicht in membranumgebenen Zellkern eingeschlossen = Prokaryont), Ribosomen und andere Organellen. Das Zytoplasma ist von der Zytoplasmamembran (analog zur Zellmembran eukaryoter Zellen) umschlossen, die außen von einer sehr widerstandsfähigen Zellwand umgeben ist.

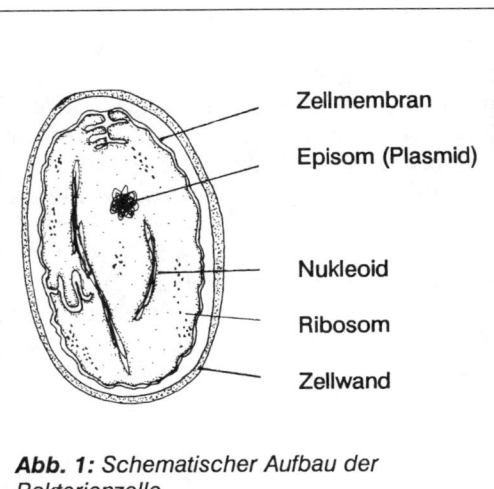

Abb. 1: *Schematischer Aufbau der Bakterienzelle*

Gram-Färbung

Ausführung: Eine Bakterienkolonie wird mit der Öse auf einem Glasobjektträger ausgestrichen und auf dem Objekträger bis zur Homogenität mit einem Tropfen physiologischer Kochsalzlösung verrieben.

Das Präparat läßt man an der Luft trocknen und zieht es dann dreimal durch eine Bunsenbrennerflamme (Hitzefixierung), wodurch ein Abschwimmen der Bakterien bei der anschließenden Färbereaktion verhindert wird (Prinzip des "angebrannten Spiegeleis").

Eintauchen des Präparates in Kristallviolett für zwei Minuten. Abwaschen mit Wasser. Eintauchen in Jod-Jodkali Lösung (Lugol'sche Lösung) für zwei Minuten. Eintauchen in Alkohol, bis keine Farbschlieren mehr abgehen. Gegenfärben für 15 Sekunden mit Fuchsin. Abwaschen mit Wasser. Lufttrocknen. Betrachtung bei 1000-facher Vergrößerung (100ter Objektiv) im Mikroskop mit Ölimmersion, ohne Deckglas.

Das Gramverhalten (positiv oder negativ) der Bakterien hängt ab von ihrer Zellwandbeschaffenheit. Grampositive Bakterien haben eine relativ dicke (15-80 nm) einheitliche Zellwand (Mureinschicht) aus Glykopeptiden. Gramnegative Bakterien besitzen eine dünnere Mureinschicht (10 nm), die auf ihrer Außenseite von einer Lipopolysaccharidschicht umgeben ist. Die dicke Glykopeptidwand der grampositiven Bakterien hält Kristallviolett nach der Jodkali-Behandlung im Zytoplasma zurück. Diese Bakterien werden durch Alkohol nicht entfärbt und erscheinen blauviolett. Gramnegative Bakterien werden durch Alkohol entfärbt und zeigen nach Gegenfärbung die rote Farbe des Fuchsins.

Grampositiv (blau-violett)	Gramnegativ (rot)
Kokken: — Staphylokokken — Streptokokken A, B etc. — Enterokokken — Pneumokokken — Peptokokken — Peptostreptokokken **Stäbchen:** — Sporenbildner — Clostridien — Lactobacillen — Corynebakterien	**Kokken:** – Neisserien (Gonokokken, Meningokokken, Branhamella) **Stäbchen:** – Enterobacteriaceen (E. coli, Citro- u. Enterobacter, Proteus, Klebsiella, Serratia, Salmonella, Shigella, ...) – Pseudomonas – Bacteroides – Hämophilus

Zellwand

Der Zellwandbestandteil Muraminsäure ist nur bei Bakterien zu finden. Das Enzym Lysozym (in Tränenflüssigkeit, Speichel, Hühnereiweiß) löst die starre Bakterienzellwand auf, wobei sogenannte Protoplasten entstehen = Bakterien mit Zytoplasma und Zytoplasmamembran, aber ohne Zellwand.

Penicillin verhindert die Quervernetzung der Glycopeptide, wodurch die Bakterien bei der Vermehrung getötet werden.

Die **Lipopolysaccharide** in der äußeren Zellwandschicht der gramnegativen Bakterien haben Bedeutung als Virulenzfaktoren, Endotoxine und als sogenannte O-Antigene (Strukturen, die von Antikörpern auf der Bakterienwand erkannt werden).

Kapseln stellen eine gelartige Polyglykanhülle dar, die viele Bakterien (insbesondere Pneumokokken) außen um ihre Zellwand aufbauen können. Diese Kapsel schützt die Bakterien weitgehend vor den Phagozyten (Freßzellen des Körperabwehrsystems), wodurch die Bakterienvirulenz (Fähigkeit, eine Krankheit hervorzurufen) entscheidend erhöht wird.

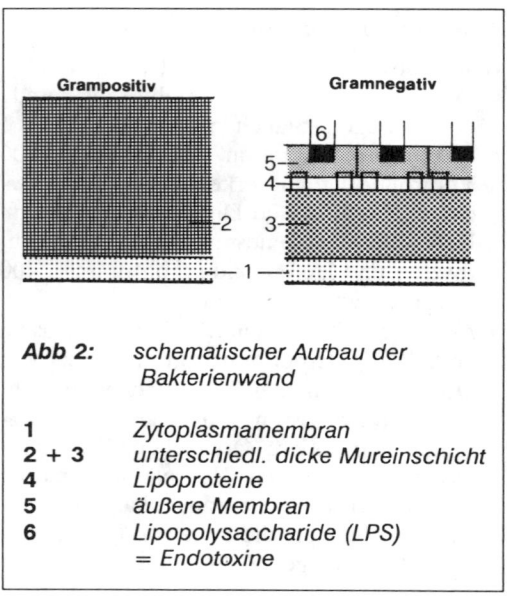

Abb 2: schematischer Aufbau der Bakterienwand

1	Zytoplasmamembran
2 + 3	unterschiedl. dicke Mureinschicht
4	Lipoproteine
5	äußere Membran
6	Lipopolysaccharide (LPS) = Endotoxine

Geisseln (Länge bis 20 μm) ragen aus der Zellwand heraus und ermöglichen die aktive Fortbewegung (bis zu 0,2 mm/sec.). Antikörper können an diese Geißeln (H-Antigene) binden und die Bewegung (Schwärmen) unterdrücken. Die Geißelantigene (H-Antigene) erlauben wie die O-Antigene eine serologische Typisierung der Bakterien (z.B. Salmonellen). Man unterscheidet vier Geisseltypen: monotrich (nur eine Geißel), amphitrich (vorn und hinten eine Geißel), lophotrich (ein Geißelbündel an einem Ende des Bakteriums), peritrich (Bakterium ringsum von Geißeln umgeben).

2. Aufbau der Bakterien

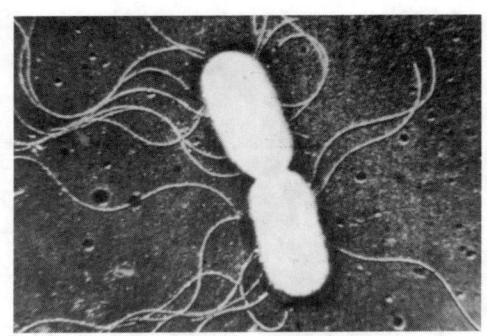

Abb 3: in Teilung befindliches Bakterium mit Geisseln

Zytoplasmatische Membran

Während die Zellwand dem Bakterium Stabilität und Resistenz gegen Umwelteinflüsse verleiht, reguliert die zytoplasmatische Membran Ein- und Ausstrom von Nährstoffen, Ionen etc. und dient der Biosynthese von Zellwand- und Kapselsubstanzen sowie der Energiegewinnung. Sie besteht aus einer doppelten Lipidschicht (wie Seife im Wasser), in die Proteine eingelagert sind.

Nukleoid

Bakterien sind Prokaryonten, d.h. sie besitzen *keinen* Zellkern. Das Bakterien-Chromosom (Nukleoid) besteht aus doppelsträngiger DNA und liegt frei im Zytoplasma, ohne von einer eigenen Membran umgeben zu sein. In der DNA ist die gesamte Bakterienerbinformation gespeichert. Bei der Bakterienteilung wird der DNA-Doppelstrang wie ein Reißverschluß geöffnet und durch Aufbau und Anlagerung zweier neuer "Reißverschlußhälften" verdoppelt.

Plasmide

DNA, die nicht im Bakterienchromosom, sondern ringförmig geschlossen außerhalb des Chromosoms vorliegt, nennt man Plasmid. Plasmide können zum Beispiel die Information tragen, wie sich ein Bakterium gegen bestimmte Antibiotika schützt. Bakterien können Plasmide über Pili (eine Art "Arm") an andere Bakterien weitergeben (Konjugation), wodurch sich Resistenzen unter Bakterien sehr schnell ausbreiten können.

Erbinformationsänderung

Mutation:
- spontan: eines unter etwa 100 Millionen Bakterien mutiert spontan an einer bestimmten Stelle und erwirbt damit z.B. Resistenz gegen ein Antibiotikum
- künstlich: durch Strahlung oder Chemikalien

Direkte Einschleusung von DNA ins Bakterium:
- Konjugation: Austausch von DNA zwischen Bakterien
- Transduktion: Bakteriophage schleust DNA ins Bakterium (siehe Titelblatt)
- Transformation: (im allgemeinen künstlich herbeigeführte) Aufnahme der DNA aus der Umgebung (genetische Manipulation)

Wachstumsphasen

In der lag-Phase (Anlaufphase) ist noch kein Bakterienwachstum zu beobachten. In der log-Phase vermehren sich die Bakterien exponentiell, d.h. ihre Anzahl verdoppelt sich innerhalb einer Halbwertszeit (bei E. coli 20 Minuten, bei Tuberkelbakterien 18 Stunden). Innerhalb von knapp 7 Stunden werden aus *einem* E. coli Bakterium über 1 Million Bakterien!! (Dabei erscheint aber die Infusionslösung immer noch klar!! Deshalb Vorsicht!) An die log-Phase schließt sich eine stationäre Phase an (keine Bakterienvermehrung mehr), worauf die Absterbephase folgt (Nährstoffmangel).

Differenzierungsmethoden

- **Biotypisierung** anhand biochemischer Merkmale (z.B. Verdau bestimmter Zukker).
- **Resistenztypisierung** aufgrund unterschiedlicher Empfindlichkeit gegen verschiedene Antibiotika
- **Serotypisierung** mit Antikörpern gegen O- oder H- Antigene
- **Lysotypisierung** mit Bakteriophagen (Viren), die nur bestimmte Bakterien infizieren können

Ziel: Einordnung der Bakterien in
- Ordnung – z.B. gram-negative Stäbchen
- Familie – z.B. Pseudomonaceae
- Gattung – z.B. Pseudomonas
- Spezies (Art) – z.B. Ps. aeruginosa

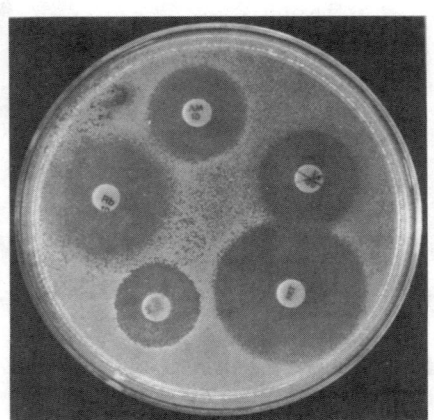

Abb. 4: Resistenztestung im Agardiffusionstest: Aus den fünf mit verschiedenen Antibiotika getränkten Plättchen diffundiert das Antibiotikum in den Agar und hemmt das Bakterienwachstum (durchsichtiger Hof = Hemmzone)

3. Staphylokokken

Mikroskopisch: grampositive Haufenkokken

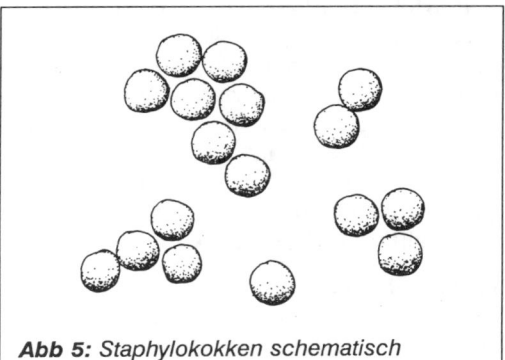

Abb 5: Staphylokokken schematisch

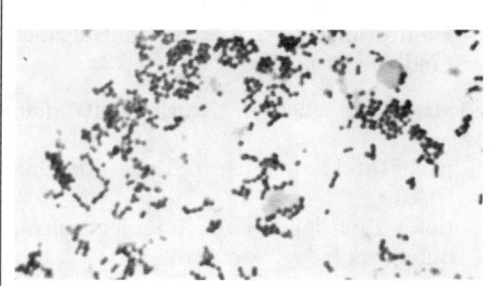

Abb 6: Staphylokokken bei Vergrößerung 1:1000 im mikroskopischen Präparat. Gramgefärbte Staphylokokken erscheinen im Lichtmikroskop dunkelblau.

Einteilung

Für den Menschen wichtigste Staphylokokken-Arten:
- **Staphylococcus aureus** = "koagulase-positiver Staphylococcus" – wichtigster Eitererreger von hoher Pathogenität.
- **Koagulase-negative Staphylokokken** = (früher Staph. albus)
  - gehören zur Hautflora, d.h. sind Keime, die die Haut von Gesunden besiedeln, ohne Krankheitszeichen hervorzurufen
  - fakultativ pathogen, d.h. sie können unter Umständen Krankheiten hervorrufen, wenn sie an Körperstellen angetroffen werden, die beim Gesunden steril sind: Harnwege (Harnwegsinfekt), Blut (Sepsis). Insbesondere bei abwehrgeschwächten Patienten können koagulase-negative Staphylokokken zu Krankheitserscheinungen führen, was allgemein für alle Bakterien mit geringer Pathogenität gilt!

Vorkommen

Erregerreservoir ist der Mensch:
- Haut (5000 Staph. albus pro cm^2)
- Schleimhäute (Nase, Rachen, Darm)

20-30% aller Gesunden sind Träger von Staph. aureus (in geringer Keimzahl) in der Nase; beim Krankenhauspersonal sind bis zu 50% Träger, die die Staphylokokken von der **Nase** über die **Hand** auf den Kranken weitergeben können (*Vorsicht:* Katheter!!)

Krankheitsbilder

Staphylococcus aureus

Wundinfektionen
- nach Hautverletzung durch Unfall oder Operation
- bei Schädigung der Haut durch Druck (Decubitus) oder Mangelversorgung der Haut (Nekrose bei Diabetes)

Abszess
- Furunkel (ausgehend von Infektion der Talgdrüsen od. Haarbälge)
- Karbunkel (Einschmelzung nebeneinander liegender Furunkel)
- Hautrötungen (bis Abszeß) am Nagelbettrand von Neugeborenen

Osteomyelitis (eitrige Knochenentzündungen)
- nach Infektion einer offenen Knochenfraktur
- tiefes Eindringen einer Nagelbettentzündung (bei Neugeborenen)

Mastitis puerperalis (Brustdrüsenentzündung bei Wöchnerinnen) - besondere Anfälligkeit, wenn die Brustwarzen während der Schwangerschaft nicht durch Reiben abgehärtet wurden oder nach dem Stillen nicht trocken gehalten werden (lüften, nicht abdecken)

Pyodermie (oberflächliche eitrige Hautinfektion)
- Gefürchtete Komplikation bei allen Staphylokokkeninfektionen ist das Eindringen des Erregers in die Blutbahn, was zur Staphylokokkensepsis mit möglicher Herzklappenentzündung (Endokarditis) führen kann.

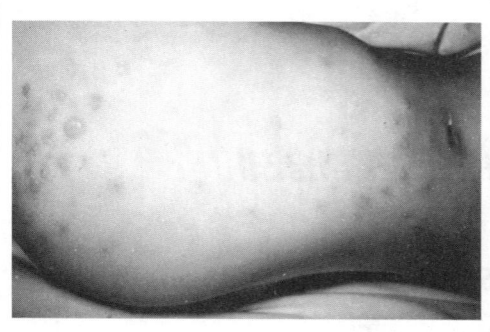

Abb 7: *Eitrige Hautinfektion = Pyodermie (Staphylokokken-Impetigo)*

Pneumonie (Lungenentzündung)
- besonders bei vorgeschädigter Lunge (Mucoviscidose, virale Infektion, chronische Bronchitis, HIV) Superinfektion mit Staphylococcus aureus.

Staphylokokken-Lebensmittelvergiftung
Wenn Milch- oder Fleischprodukte durch Schmierinfektion mit Staphylococcus aureus kontaminiert sind, so kann es dort zur Vermehrung der Keime kommen, die unter Umständen kochbeständige Enterotoxine bilden. Einige Stunden nach Verzehr kommt es zu Brechdurchfall, der durch das Enterotoxin (Darmgift) hervorgerufen wird.

Pathogenitätsfaktoren
Verschiedene Staphylococcus aureus Stämme können einzelne Enzyme oder Gifte bilden, die sie an ihre Umgebung abgeben (Exo = nach außen).

- **Exoenzyme:** Koagulase (bringt Citratplasma zur Gerinnung), Hämolysin (Nekrose von Hautzellen), Leukozidin (Schädigung von weißen Blutzellen), Fibrinolysin (Auflösung von Blutgerinnseln), Hyaluronidase (Auflösung der Kittsubstanz zwischen den Zellen, dadurch leichteres Eindringen ins Gewebe), Proteasen (Abbau von Eiweiß), Lipasen (Abbau von Fetten), Protein A (bindet Antikörper)
- **Exotoxine:** Enterotoxin (verhindert Aufnahme von Wasser aus dem Darm ins Blut), Exfoliatives Toxin (zerstört die Haut)

Diagnose aus dem Abstrichmaterial:
- Grampräparat: gram-positive Haufenkokken
- Kultur: goldgelbe, mittelgroße, glattrandige, glänzende Kolonien mit Hämolysehof auf Blutagar
- Plasmakoagulase (Clumpingfaktor) ist positiv!

Therapie
- Penicillinase-feste Penicilline: z.B. Flucloxacillin (Staphylex) oder Cephalosporine gezielt nach Antibiogramm (Antibiotikatestung im Bakteriologischen Labor)
- chirurgisch: Abszeßeröffung

Koagulase-negative Staphylokokken

- fakultativ (=unter Umständen) pathogen
- z.B. Staph. epidermidis, Staph. saprophyticus
- Vorkommen: Haut, Schleimhäute

Infektionen
Besiedelung von allen Arten implantierter Kunststoffe: Venenkatheter, Blasenkatheter, Shunts, Hüftgelenke, Herzklappen, Schrittmacher

Diagnose aus dem Abstrichmaterial:
- Grampräparat: gram-positive Haufenkokken
- Kultur: weiße, mittelgroße, glattrandige, glänzende Kolonien im allgemeinen ohne Hämolyse
- Plasmakoagulase (Clumpingfaktor) ist negativ!

Therapie
- Fremdkörperentfernung (Katheter ziehen)
- gegebenenfalls Antibiotika nach Antibiogramm

4. Streptokokken

Mikroskopisch: grampositive Kettenkokken (Kettenlänge: 8 oder mehr Kokken)

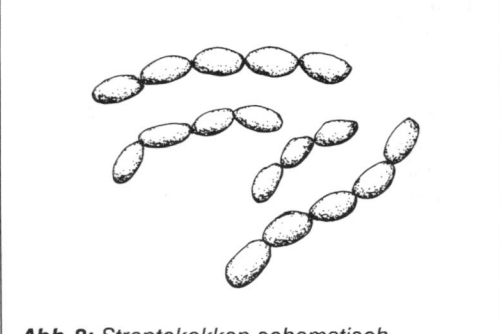

Abb 8: Streptokokken schematisch

Einteilung

Kulturell (Verhalten auf der Blutplatte)
- ß-hämolysierende Streptokokken (ß-Hämolyse): lysieren die Erythroyzten auf der Blutagarplatte und bauen Hämoglobin vollständig ab ⇒ durchsichtiger Hof um die Kolonien
- vergrünende Streptokokken (α-Hämolyse): bauen Hämoglobin zu Methämoglobin ab ⇒ grüner Hof auf der Blutagarplatte um die Kolonien
- nicht hämolysierende Streptokokken: zeigen auf Blutagar keine Veränderung um die Kolonie herum auf

Serologisch (Lancefield Gruppen)
Die Zellwand der Streptokokken enthält ein Polysaccharid, als C-Substanz bezeichnet, dessen Zusammensetzung innerhalb der Gruppe gleich, aber von Gruppe zu Gruppe etwas unterschiedlich ist, was sich mit Antiseren (Agglutination von Latexpartikeln) nachweisen läßt. Die ß-hämolysierenden Streptokokken werden auf diese Weise in die Gruppen A, B, C, F und G eingeteilt.

Vorkommen

- ß-hämolysierende Streptokokken der Gruppe A: im Rachen bei etwa 10 % aller Gesunden
- ß-hämolysierende Streptokokken der Gruppe B: Vagina bei etwa 10-40 % aller gesunden Frauen
- ß-hämolysierende Streptokokken der Gruppe C, F, G: im Mund-Rachen-Raum von vielen Gesunden
- vergrünende Streptokokken: im Nasen-Rachen-Bereich des Gesunden, können zu Karies führen (Streptococcus mutans)
- Streptokokken der Gruppe D: regelmäßig in hoher Keimzahl im Darm von Gesunden

Krankheitsbilder

ß-hämolysierende Streptokokken der Gruppe A

Syn. = Streptococcus pyogenes (=eitererregend). Die Gruppe A Streptokokken besitzen die größte Virulenz aller Streptokokkenarten, wozu das sogenannte M-Protein (über 70 unterschiedliche Serotypen) auf ihrer Oberfläche entscheidend beiträgt. Ähnlich wie eine Kapsel schützt das M-Protein vor Phagozytose (=Verdau durch Makrophagen). Die Gruppe A Streptokokken besitzen also alle die gleiche C-Substanz (gruppenspezifisches Antigen), können aber anhand unterschiedlich zusammengesetzter M-Substanz in über 70 Typen unterteilt werden.

Eitrige Angina
Rachenentzündung (meist Mandelentzündung) vor allem bei Schulkindern. Keine Immunität nach Erkrankung!

Komplikationen: Tonsillenabszeß (Mandelabszeß), Sinusitis (Nasennebenhöhlenentzündung), Otitis media (Mittelohrentzündung), Pneumonie (Lungenentzündung)

Mögliche seltene Spätfolgen (Auftreten etwa 3 Wochen nach Infektion):

* Akutes rheumatisches Fieber mit schmerhaften großen Gelenken, Endokarditis (Herzklappenentzündung) und evtl. Hirnbeteiligung (Veitstanz).
* Akute Glomerulonephritis (Nierenentzündung) mit Eiweißverlust über die Nieren, meist Ausheilung nach einigen Monaten, aber spätere Nierenschäden nicht ausgeschlossen

Scharlach
hochfieberhafte Angina mit kleinfleckigem Exanthem (Hautausschlag) und Lymphknotenschwellungen hervorgerufen durch Erythrogenes Toxin bildende Streptokokken. Das Toxin verursacht neben Fieber das Scharlachexanthem (Überempfindlichkeitsreaktion) und bedingt nachfolgende Immunität gegen Scharlach! Da nur die Toxintypen A, B und C vorkommen, kann man höchstens dreimal im Leben Scharlach bekommen, wobei aber bedingt durch Kreuzreaktion Scharlach meist nur einmal im Leben auftritt.

Mögliche seltene Spätfolgen:
  - Akutes rheumatisches Fieber
  - Akute Glomerulonephritis

Pyodermie
Eitrige Hautentzündung wie Impetigo (oberste Hautschichten) contagiosa, Erysipel (tiefere Hautschichten betroffen = sich großflächig ausbreitende Hautrötung und -erwärmung) und Phlegmone (Befall des Unterhautgewebes besonders nach tiefen Verletzungen und Operationen). Bei Impetigo häufig Superinfektion mit Staphylococcus aureus. Bei Phlegmone kann durch die toxische Wirkung der Streptokokkenzellwände (auch von toten Bakterien) das Gewebe zerfallen (Nekrosen).

Mögliche seltene Spätfolgen: Akute Glomerulonephritis

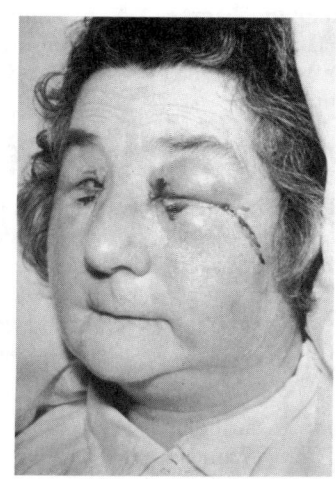

Abb 9: Erysipel, verursacht durch β-hämolysierende Streptokokken der Gruppe A

Sepsis
Bei Wund- und (selten) Racheninfektionen kann es zum Eindringen der Erreger in die Blutbahn kommen, was zum Tod durch septischen Schock (Purpura fulminans durch Verbrauchskoagulopathie) führen kann. Das **Kindbettfieber** mit tödlicher Sepsis war (und ist) vor allem durch Gruppe A Streptokokken bedingt.

Pathogenitätsfaktoren

* M-Protein
* Exoenzyme:
  - Streptolysin (lysiert Erythrozyten, Leukozyten und andere Zellen; für Endokarditis verantwortlich; wird durch Antikörperbildung neutralisiert = Antistreptolysintiter)
  - Streptokinase (löst Fibrin auf)
  - Hyaluronidase (löst interzelluläre Kittsubstanz auf)
  - DNase (baut DNA ab)
* Autoimmunreaktionen: Bei Spätfolgeerkrankungen beobachtet man die Bildung von Antikörpern, die gegen patienteneige-

nes Gewebe gerichtet sind (z.B. gegen Herzklappen, Nieren). Diese Autoantikörper sind wohl wesentlich mitverantwortlich für Entstehung und Verlauf der Folgeerkrankung.

Diagnose von ß-hämolys. Streptokokken Gruppe A (z.B. aus Rachenabstrich):
Ausstrich auf Blutagarplatte; über Nacht bei 37°C wachsen lassen; feine Kolonien mit durchsichtigem Hof werden auf Bacitracin-Empfindlichkeit oder im Latexagglutinationstest auf Anwesenheit der C-Substanz vom Typ A geprüft.

Therapie
Bei Fieber, Exanthem, Lymphknotenschwellungen, Haut-, Wund- und Mittelohrinfektionen, Endokarditis, Glomerulonephritis, Sepsis in *jedem* Falle Penicillin (außer bei Penicillinallergie).

ß-hämolysierende Streptokokken der Gruppe B

Neugeboreneninfektion: Das Neugeborene (etwa jedes 1000ste) infiziert sich im Geburtskanal, wodurch es innerhalb weniger Stunden oder Tage zur tödlichen (50%) Sepsis oder in der zweiten Lebenswoche zur Meningitis (oft Restschäden durch Defektheilung) kommen kann. Mangelgeburt und fehlende Antikörper gegen die Kapselantigene der B-Streptokokken erhöhen das Infektionsrisiko für das Neugeborene.

Wund-, Harnwegsinfektionen, Meningitis, Sepsis: im allgemeinen nur bei abwehrgeschwächten Erwachsenen: Immungeschwächte, Diabetiker.

ß-hämolysierende Streptokokken der Gruppen C, F, G

Rachenentzündung, Wundinfektion, Abszeß: in weit geringerer Häufigkeit und Pathogenität als ß-hämolys. Streptokokken der Gruppe A!

Enterokokken (Gruppenantigen D)

Harnwegsinfekt, Endokarditis, Wundinfektionen: Pathogenität geringer als die der ß-hämolysierenden Streptokokken

Enterokokken sind sehr umweltresistent und als einzige Streptokokken resistent gegen Penicillin (Behandlung mit Ampicillin). Sie können bei Gallenwegs- oder Darminfektionen ins Blut streuen und so zu einer Endokarditis führen. Harnwegsinfekte durch Streptokokken sind relativ selten (nur 4% aller Fälle). In Wunden werden sie meist nur in Verbindung mit anderen virulenteren Erregern gefunden.

α-hämolysierende Streptokokken (=vergrünende Streptokokken) und nicht-hämolysierende Streptokokken

Karies: Streptococcus mutans

Zahnabszesse: Streptococcus milleri (=intermedius)

Endokarditis: 40% aller Endokarditiden werden durch eine der folgenden Streptokokkenarten verursacht: S.sanguis, S. mitis, S. mutans, S. bovis. Diese Keime befallen vor allem vorgeschädigte Herzklappen und können zur Endokarditis lenta (langsam, chronisch verlaufend) führen.

> *Wichtig:* Für Blutkulturen muß eine große Menge (10-20 ml) Blut abgenommen werden, da die Keimkonzentration sehr gering ist – nur wenige Bakterien pro Milliliter. Durch Abnahme von 3 Blutkulturen innerhalb eines Tages, erhöht sich die Wahrscheinlichkeit, den Erreger zu isolieren. Während eines septischen Fieberschubes ist die Keimzahl am höchsten. Die Blutentnahme sollte unter sterilen Bedingungen peripher erfolgen, *nicht aus zentralen Venenkathetern,* da Dauerkatheter mit Hautflora besiedelt sein können.

Therapie:
Penicillin + Gentamicin kombiniert.

Streptococcus pneumoniae (Pneumokokken)

Grampräparat: grampositive Diplokokken (immer nur zwei Kokken nebeneinander, also keine Ketten wie bei den übrigen Streptokokken), die oft im Abstrichpräparat von einer Kapsel (hell, farblos um die Diplokokken herum) umgeben sind. Die Kapsel ist der entscheidende Virulenzfaktor der Pneumokokken (Phagozytoseresistenz).

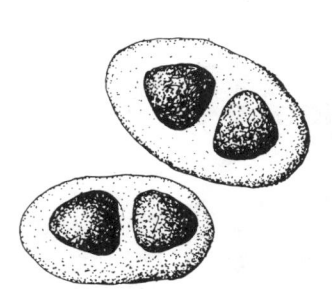

Abb. 10: *Pneumokokken (grampositive Diplokokken) mit Kapsel*

Kultur: Auf Blutagarplatte, flache vergrünende Kolonien; bei Kapselbildung schleimig glänzend.

> *Merke:* Pneumokokken sterben schnell ab (Autolyse), deshalb sollte eingesandtes Material so bald wie möglich, jedenfalls innerhalb eines Tages, das Labor erreichen, da sonst keine Anzüchtung mehr möglich ist!

Erkrankungen

Pneumonie: Auch endogene (Keime stammen aus dem Rachen des Patienten selbst) Infektion bei Abwehrschwäche oder Virusinfekt, häufig jedoch Tröpfcheninfektion.
Bei Patienten ohne Milz (Z.n. Milzextirpation), mit Tumoren, Leukämien, HIV-Infektion kommt es oft zum Eindringen der Pneumokokken ins Blut mit Meningitis als Komplikation.

Otitis media: besonders bei Kleinkindern, kann auch zur Meningitis führen.

Sinusitis: Bei Nasennebenhöhlenentzündungen findet man oft Pneumokokken; eitrige Meningitis als Komplikation möglich.

Eitrige Meningitis: Pneumokokken gehören zu den häufigsten Erregern der bakteriellen (=eitrigen) Meningitis.

Eitrige Konjunktivitis: gefürchtete Augenbindehautentzündung mit möglicher Zerstörung der Hornhaut des Auges.

Diagnose
Rasche Einsendung des Materials *vor* Beginn der antibiotischen Therapie, da sonst keine Anzüchtung mehr möglich ist. Bei Verdacht auf eine Pneumokokkenpneumonie auch Blutkulturen abnehmen!

Therapie: Penicillin.

5. Infektionsformen und Infektabwehr

Infektionsformen

Inapparente Infektion = Infektion ohne Krankheitszeichen
- Erreger wird vom Wirt (infizierter Mensch) nach Infektion vollständig beseitigt
- Erreger wird nicht vollständig abgewehrt, sondern besiedelt den Wirt als Kommensale ("Erreger ißt mit"), z.B. Staph. aureus Träger!

Apparente Infektion = Infektionskrankheit mit Fieber oder anderen Krankheitszeichen
Die Infektion kann auf die Eintrittspforte begrenzt bleiben (lokale Infektion) oder über Lymphknoten und Lymphbahnen bis ins Blut vordringen (generalisierte Infektion).
Beispiele: lokale Infektion = Wunde, Gastroenteritis, virale Rhinitis; generalisierte Infektion = Bakteriämie: Bakterien kurzfristig im Blut, aber ohne klinische Symptome.
- Sepsis: Bakterien im Blut mit klinischen Symptomen wie Fieber, Schüttelfrost, Verbrauchskoagulopathie, septischem Schock.
- Virämie: bei allen viralen Kinderkrankheiten, die lebenslange Immunität vermitteln (Masern, Mumps).

Pathogenität und Virulenz

Definition: Die krankheitserzeugenden Eigenschaften eines Mikroorganismus werden als **Pathogenität** in der Gesamtheit bezeichnet.

Die krankheitserzeugenden Eigenschaften (= **Pathogenitätsfaktoren**) sind:

Toxine
- Exotoxine: Abgabe der Toxine in die Umgebung, wie z.B. Koagulase oder Enterotoxine (im Darm wirksame Toxine)
- Endotoxine: Toxine werden frei nach Zerfall der Bakterien (Lipopolysaccharide aus der Zellwand der gramnegativen Bakterien).

Kapsel: Hemmung der Phagozytose, z.B. M-Protein der Gruppe A Streptokokken, Kapsel der Pneumokokken

 Definition: Der Grad der Pathogenität wird durch den Begriff Virulenz beschrieben.

Beispiel: Pneumokokken ohne Kapsel können von Makrophagen phagozytiert werden, d.h. diese Pneumokokken werden im Makrophagen abgetötet und damit beseitigt. Virulenz gering!

Pneumokokken mit Kapsel können von Makrophagen nicht phagozytiert werden, vermehren sich somit zunächst unbehindert (bis zur Antikörperbildung gegen das Kapselpolysaccharid) und es kommt zur Pneumonie. Virulenz hochgradig!

Infektabwehr

 Definition: Unter Infektabwehr versteht man alle Abwehrleistungen des Wirtes gegen Mikroorganismen.

Natürliche Resistenz ist angeboren und unspezifisch. Das Eindringen des Mikroorganismus wird entweder verhindert (z.B. Hautbarriere) oder eingedrungene Erreger finden keine Möglichkeit zur Vermehrung. Natürliche Resistenz besteht beim Menschen gegen alle für den Menschen apathogenen Bakterien, Viren und Protozoen. Diese Erreger können aber durchaus für bestimmte Tiere oder Pflanzen pathogen sein.

Erworbene Immunität ist eine Abwehrleistung des Körpers, die gegen einen ganz bestimmten Erreger gerichtet ist und die erst nach Kontakt mit diesem Erreger aufgebaut wird.

Unspezifische Resistenzfaktoren

1. Faktoren, die ein Vordringen des Erregers bis zur Zelle erschweren:
- **Haut:** saurer pH; Hornschicht; bakterizide und fungizide Wirkung der Fettsäuren aus Talgdrüsen und Milchsäure aus Schweißdrüsen; Normalflora der Haut (Konkurrent zu pathogenen Keimen)
- **Schleimhaut:** Schleim, der die Epithelzellen bedeckt; Normalflora
- **Speichel:** Lysozym (Tränenflüssigkeit) wirkt auf alle gram-positiven Bakterien zellwandauflösend
- **Luftröhre und Bronchien:** Flimmerepithelbewegung zum Rachen hin
- **Magen:** Salzsäure bewirkt Abtötung der Bakterien
- **Darm:** Peristaltik; Normalflora
- **Harntrakt:** saurer Harnstrom

2. Faktoren, die nach dem Eindringen des Erregers in das Gewebe oder die Blutbahn eine Ausbreitung verhindern
- **Phagozyten** (Freßzellen):
  - Granulozyten: Abwehrzellen der "ersten Verteidigungslinie"; schnell am Ort; setzen Lysosomen (= kleine Vesikel mit abbauenden Enzymen) frei, deren Enzyme die Bakterien zerstören; phagozytieren.
  - Makrophagen: Freßzellen der "zweiten Verteidigungslinie"; als Monozyten liegen sie im Blut vor, wandern aus der Blutbahn in das Gewebe aus; aktivieren weitere Makrophagen; präsentieren die Bakterien den Lymphozyten; phagozytieren besser als die Granulozyten.
- **Komplement:** Serumproteinsystem, das sich zusammen mit Antikörpern an die Oberfläche von Bakterien anheftet und gram-negative Bakterien auf diese Weise zu lysieren vermag. Makrophagen werden durch Antigen-Antikörper-Komplement-Komplexe angelockt und zur Phagozytose angeregt.

Spezifische Immunabwehr

Die spezifische Immunabwehr wird von den Lymphozyten vermittelt, wobei man zwischen B-Lymphozyten (Antikörper-bildende Lymphozyten = humorale Immunantwort) und T-Lymphozyten (Helferzellen, Suppressorzellen = zelluläre Immunantwort) unterscheidet.

Humorale Immunabwehr
B-Lymphozyten bilden Antikörper gegen alle körperfremden Antigene, wenn diese in den Körper eindringen. Antigene sind ganz allgemein Moleküle, an die ein Antikörper binden kann: z.B. Proteine, Glykoproteine, Lipopolysaccharide usw. Alle Antikörper bestehen aus Aminosäuren, sind also Proteine, und haben "Y" Form. Dabei kann jeder der beiden kurzen Arme des "Y" an ein Antigen binden, d.h. jeder Antikörper hat zwei Antigen-Bindungsstellen. Antikörper binden z.B. an:
- Exotoxine von Bakterien: Durch die Antikörperbindung werden diese Toxine unwirksam gemacht (neutralisiert). Die neutralisierende Wirkung von Antikörpern macht man sich bei Impfungen zunutze (z.B. Tetanus und Diphtherie), bei Scharlach bedingt sie Immunität gegen das Erythrogene Toxin.
- Kapselpolysaccharid der Pneumokokken: 5-7 Tage nach Infektion durch Pneumokokken haben die B-Lymphozyten Antikörper gegen die Pneumokokkenkapsel gebildet, wodurch es zur Immunphagozytose der

Pneumokokken durch die Makrophagen kommt!

Zelluläre Immunität

T-Lymphozyten bilden im Zusammenspiel mit Makrophagen (=mononukleäre Phagozyten) die zelluläre Abwehr. Bakterien, die nach Phagozytose in der Freßzelle überleben (sogenannte fakultativ intrazelluläre Bakterien), werden schließlich durch Granulombildung (Abkapselung hinter einem Wall von phagozytierenden Zellen) eliminiert oder an der weiteren Ausbreitung gehindert. Zu diesen Bakterien gehören die Mykobakterien (Tuberkulose), Listerien, Brucellen und Typhussalmonellen. Nach solchen Infektionen findet man eine allergische Reaktion vom verzögerten Typ, die durch T-Zellen ausgelöst wird: Tuberkulin-Test mit Rötung 2-3 Tage nach Spritzen des Antigens (Protein von Mycobacterium tuberculosis) unter die Haut. Hier "erinnern" sich bestimmte T-Zellen an ihren früheren Kontakt mit Mycobacterium tuberculosis und "rufen" Makrophagen zu Hilfe, was zur Entzündung an der Auftragsstelle führt.

Bei Virusinfektionen neutralisieren Antikörper die Viren, d.h. Antikörper-behaftete Viren können keine Zellen mehr infizieren und werden von den Makrophagen beseitigt. Die T-Lymphozyten hingegen erkennen Zellen, die von Viren befallen sind und töten diese Zellen. Viren lassen sich also nur durch enges Zusammenwirken von B-Lymphozyten und T-Lymphozyten aus dem Körper beseitigen. Dennoch gelingt es einigen Viren im Körper zu überwintern (alle Herpesviren, HIV), nämlich dann, wenn sie in Zellen eindringen und sich "ganz still" verhalten, d.h. keines der Virusproteine auf der Zelloberfläche erscheint. Dann vermögen die T-Zellen die virusinfizierten Zellen nicht von normalen Zellen zu unterscheiden und töten diese infizierten Zellen nicht!

Bildung der weissen Blutzellen im Körper

Alle oben erwähnten Zellen der spezifischen (B- und T-Lymphozyten) und unspezifischen (Granulozyten und Monozyten) Immunabwehr faßt man als sogenannte Leukozyten (weiße Blutzellen) zusammen. Jeder Liter Blut enthält etwa 7 Milliarden dieser Leukozyten (7000/μl) und 5000 Milliarden Erythrozyten (5 Millionen/μl). Sowohl die Leukozyten als auch die Erythrozyten (rote Blutkörperchen) stammen aus dem Knochenmark und gehen aus der sogenannten multipotenten Stammzelle des Knochenmarks hervor. Die Leukozyten leben nur wenige Tage, die Erythrozyten leben etwa 100 Tage. Das bedeutet, daß das Knochenmark täglich viele Milliarden Zellen neu bilden muß, was seine hohe Anfälligkeit für Zytostatika (Medikamente gegen Krebs, die die Zellteilung unterdrücken) erklärt!

Antikörperklassen

Alle Antikörper, in der Fachsprache Immunglobuline, werden von den B-Lymphozyten gebildet. Aber abhängig vom Zeitpunkt nach der Infektion und vom Ort der Infektionsabwehr, werden verschiedene Immunglobulinklassen, nämlich IgM, IgG, IgA und IgE gebildet. Sie alle haben prinzipiell die Form eines "Y", wobei die beiden kurzen Arme des "Y" je ein Antigen binden können. Die kurzen Arme sind sich ähnlich wie Spiegelbilder passen zum ihrem Antigen wie der "Schlüssel zum Schloß".

In unserem Blut kreisen Millionen von B-Zellen mit verschiedenen "Schlüsseln" auf ihrer Zelloberfläche (IgD) und probieren jedes "Schloß" (Antigen), das ihnen von den Makrophagen nach einer Bakterien-, Virus- oder sonstigen "Mahlzeit" vorgezeigt wird. Bindet eines dieser IgD Moleküle an ein vom Makrophagen präsentiertes Antigen, so wandelt sich der B-Lymphozyt in eine Plasmazelle (Antikörper produzierende B-Zelle) um und sezerniert (an die Umgebung abgeben) eine der vier unten angeführten Immunglobulinklassen. An der Zusammensetzung des langen Arms des "Y" (in der Fachsprache Fc-Stück genannt) erkennt man, ob es sich um IgM, IgG, IgA oder IgE handelt. Es gibt also nur vier verschiedene Ausführungen des langen "Y" Armes, aber Millionen Ausführungen der kurzen "Y" Arme.

- **IgM** wird nur in der Anfangsphase einer Infektion gebildet. Es verschwindet nach einigen Monaten aus dem Blut. IgM-Nachweis bedeutet also immer: **frische Infektion oder gerade durchgemachte Erkrankung.** Der IgM Antikörper besteht aus 5 "Y", die sternförmig aneinander gelagert sind (wie Schneekristall auf der Fensterscheibe). Dadurch wird der IgM Antikörper so groß, daß er nicht mehr durch die Plazenta von der Mutter zum Kind übertreten kann.

- **IgG** wird wie IgM in der Anfangsphase einer Infektion gebildet, verschwindet aber erst nach Jahren oder überhaupt nicht aus dem Blut (hoher Titer bleibt erhalten, d.h. noch bei hoher Serumverdünnung nachweisbar). IgG wird von bestimmten B-Zellen, den Gedächtniszellen, oft lebenslang ins Blut sezerniert und verleiht z.B. gegen "Kinderkrankheiten" wie Masern, Mumps, Röteln, Scharlach und Keuchhusten (Erreger oder Toxin breitet sich über das Blut auf den ganzen Körper aus) dauerhafte Immunität. Welche Antikörperklasse läßt sich 30 Jahre nach Rötelninfektion noch im Serum (=Flüssigkeitsüberstand nach Zentrifugation von geronnenem Blut) nachweisen und welche nicht? IgG ja, IgM nicht!
IgG kann durch die Plazenta von der Mutter an den Feten weitergegeben werden, weshalb das Neugeborene im ersten Lebenshalbjahr (Halbwertszeit des IgG etwa 3 Wochen) gegen alle Krankheiten immun ist, gegen die die Mutter Immunität erlangt hat. Deshalb bekommen Neugeborene keine Masern! Schnupfen können sie aber bekommen, weil man dagegen keine Immunität erlangt. Warum? Weil Schnupfen nur an den Schleimhäuten abläuft, wo IgG nichts nützt.

- **IgA** wird von den B-Lymphozyten in den **Schleimhäuten** im Atmungs-, Verdauungs-, Harntrakt, Auge und in der **Muttermilch** sezerniert.
Wie IgM läßt sich auch IgA ein halbes Jahr nach Infektion nicht mehr nachweisen. Deshalb können Erkrankungen, die sich nur auf die Schleimhäute beschränken, keine lebenslange Immunität hervorrufen, da nach einigen Monaten die schützenden IgA Antikörper verschwunden sind und die IgG Konzentrationen in den Schleimhäuten zur Abwehr allein nicht ausreichen. Hat eine stillende Mutter Schnupfen oder infektiösen Durchfall (meist durch Viren hervorgerufen), so gibt sie ihre IgA Antikörper über die Muttermilch an das Kind weiter, wodurch das Kind zusätzlichen Schutz erhält.

- **IgE** ist nur in ganz geringer Menge im Blut nachweisbar. Wird es auf einen antigenen Reiz hin gebildet, so spricht man von Sensibilisierung. Die IgE Antikörper werden im Gewebe auf der Oberfläche von sogenannten Mastzellen (im Blut basophilen Granulozyten) eingebaut. Bei Antigen-Kontakt (z.B. Pollen, Nahrungsmittel) setzen die Mastzellen u.a. Histamin frei, wodurch es zu Gefäßerweiterung und erhöhter Gefäßdurchlässigkeit (Hautrötung bei Kontaktallergie), Schleimsekretion (dichte Nase bei Heuschnupfen), Kontraktion der glatten Muskulatur (Bronchienverengung und Ausatmungsnot bei Asthma bronchiale), und Juckreiz (Nahrungsmittelallergie) kommt.

6. Harnwegs- und Genitalinfektionen

Häufigkeit nosokomialer (im Krankenhaus erworbener) Infektionen:

- 30-50% Harnwegsinfektionen
- 10-25% Wundinfektionen
- 10-15% Atemwegsinfektionen
- 3-5% Sepsis

Risikofaktoren, die eine Harnwegsinfektion begünstigen:

- Katheterisierung!!!
- Stau in den Harnleitern=Ureteren (Verbindung Niere-Blase) infolge Einengung (Stenose) durch Narbenbildung nach Verletzung oder Entzündung; der erhöhte Druck des Urins schädigt das Endothel (Zellen, die die Innenwand des Harnleiters bilden) und begünstigt damit eine Bakterieninfektion
- Einengung in der Harnröhre (Prostatavergrößerung, Narbenstriktur, Phimose) und damit unvollständige Entleerung der Blase mit Resturin
- Nierensteine durch Verletzung des Endothels
- Alle Arten von Geschwülsten in Niere, Harnblase oder Prostata

Mikrobiologische Normalflora

Die Harnwege einschließlich der Harnblase sind beim Gesunden steril. Am äußeren Ende der Urethra (Harnröhre) sowie im Genitalbereich um die Urethra befindet sich *Misch*flora: koagulase-negative Staphylokokken, Enterokokken, vergrünende Streptokokken, Anaerobier. Diese Keime können beim Katheterisieren in die Harnblase verschleppt werden, deshalb vorher sorgfältige Desinfektion nötig!!!

Erregerspektrum des Harnwegsinfektes

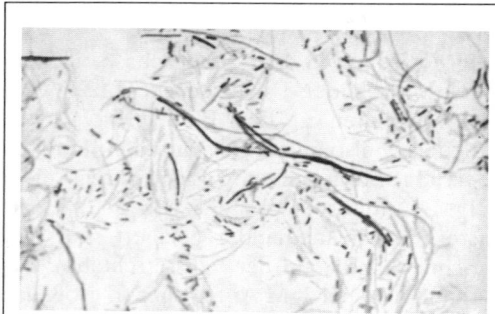

Abb. 11: Mikroskopisches Präparat (Vergrößerung 1:1000) gramnegativer Stäbchen, z.B. *E. coli.* Gramnegative Stäbchen erscheinen im Lichtmikroskop rot.

Gramnegative Bakterien sind für die meisten Harnwegsinfekte verantwortlich. Sie sind aerob wachsende Bakterien und stammen aus dem Darm (nur etwa 1-5% der Darmflora sind Aerobier, der Rest Anaerobier, die aber bei Harnwegsinfekten keine Rolle spielen).

Häufigkeit der Keime bei Harnwegsinfektionen		
Keim	außerhalb	im Krankenhaus
Escherichia coli	90%	60%
Proteus	5%	16%
Klebsiella od. Enterobacter	2%	9%
Staphylococcus aureus	3%	5%
Pseudomonas aeruginosa	—	3%
Streptokokken	—	7%
Sonstige	—	1%

Übertragungswege

Hände des Personals, die mit Urinsammelgefäßen, Bettschüsseln, Stuhl, verunreinigten Spüllösungen etc. in Kontakt kommen und ungewaschen den Patienten berühren. Dies gilt insbesondere beim *Einlegen und Versorgen von Blasenkathetern!!!*

Probengewinnung

Mittelstrahlurin

Reinigen der Harnwegsöffnungen: 3 mit Seifenlösung getränkte Einmaltücher werden zum Waschen verwendet. Bei Männern wird die Vorhaut zurückgezogen und die Glans penis (Eichel) gewaschen. Bei Frauen werden die Schamlippen geöffnet und dreimal (jeweils neues Einmaltuch verwenden) über die Umgebung des Harnröhrenausgangs in Richtung Anus gereinigt. Anschließend wird die Seifenlösung mit wassergetränkten Einmaltüchern sorgfältig entfernt (immer nur einmal in einer Richtung abwischen, dann neues Einmaltuch verwenden). Die Patienten sollten nach Möglichkeit die Reinigung selbst vornehmen (besseres Resultat), wobei sie aber vorher gewissenhaft über die Methode zu informieren sind.

Beim Wasserlassen muß beim Mann die Vorhaut zurückgezogen sein, bei der Frau müssen die Schamlippen gespreizt werden, da sonst Hautflora das Ergebnis völlig verfälschen kann. Die ersten Milliliter Urin enthalten Keime, die die äußere Harnröhre besiedeln und keine pathogene Bedeutung haben. Deshalb wird dieser Anfangsurin verworfen und erst der sogenannte Mittelstrahlurin in einem *sterilen* Gefäß aufgefangen. Der zuletzt kommende Urin wird ebenfalls verworfen.

Katheterurin

Beim Einschieben des Katheters besteht die Gefahr der Verschleppung von Bakterien in die Blase. Zudem werden länger liegende Katheter häufig von E. coli und anderen möglichen Harnwegsinfekterregern besiedelt.

Aus beiden vorgenannten Gründen kommt es bei katheterisierten Patienten häufiger zu einem Harnwegsinfekt. Dauerkatheterträger (Gelähmte) leiden meist an chronischer Nierenentzündung, was zum vorzeitigen Tod durch Nierenversagen führt. Bei reiner Katheterbesiedlung findet man *keine* Leukozyten im Urin, bei einer Harnwegsentzündung findet man *immer* Leukozyten im Urin. Deshalb immer auf Leukozyten achten (Urinsticks)!!

Suprapubische Blasenpunktion

Sie ist die sterilste Methode zur Urinprobengewinnung, ist aber nur in Ausnahmefällen angezeigt.

Abnahmezeit

Letzte Miktion (Wasserlassen) sollte mindestens 3-5 Stunden zurückliegen! Am besten ist **Morgenurin** geeignet.

Transportzeit

Die ungekühlte Urinprobe sollte **binnen zwei Stunden** das Labor erreichen und dort sofort untersucht werden. Gekühlt (Kühlschranktemperatur) kann Urin etwa 24h vor der Untersuchung aufgehoben werden. Älterer Urin läßt sich nicht mehr diagnostisch eindeutig beurteilen!

Urikult

Das Transportzeitproblem kann mit Hilfe des Urikults umgangen werden. Allerdings kann in diesem Fall kein mikroskopisches Präparat vom Urin angefertigt werden, so daß keine Aussage über Leukozyten im Urin möglich ist. Zudem wird der Urikult sehr oft im Krankenhaus falsch beimpft. Unbedingt Gebrauchsanweisung sorgfältig lesen und *verstehen!* Urikultagar in Urin eintauchen, *nicht* übergießen! Danach allen Urin abtropfen lassen. Es darf *kein* Resturin im Urinkultröhrchen sein, da sich sonst Keime im Resturin vermehren, beim Transport ständig auf den Agar gebracht werden und so einen Harnwegsinfekt vortäuschen.

Keimzahl

Eine Bakterienreinkultur von 100 000 Keimen pro Milliliter oder mehr spricht für einen Harnwegsinfekt. Keimzahlen von 1000 pro Milliliter oder mehr als zwei verschiedene Bakterienarten sprechen gegen einen Harnwegsinfekt.
Merke: Keimzahl und Anwesenheit von Leukozyten sind entscheidend für die Diagnose eines Harnwegsinfektes!

Klinische Symptome eines Harnwegsinfektes

- Harndrang, Brennen beim Wasserlassen
- häufiges, tropfenweises Wasserlassen
- Druckgefühl über der Harnblase
- Flankenschmerzen bei Nierenentzündung
- Fieber

Komplikation: Sepsis von den Nieren ausgehend

Definition des Harnwegsinfektes			
Symptome	Keimzahl	Infektion	Antibiotika
ja	100 000/ml und mehr	sicher	ja
möglich *	1000-10 000 /ml	wahrscheinlich	fraglich
nein **	weniger als 1000/ml	zweifelhaft	nein

* Im 2. Fall ist die Anwesenheit von Leukozyten im Harn ausschlaggebend!
** Im 3. Fall liegt im allgemeinen eine Kontamination mit Hautflora vor.

Gonorrhoe (Tripper)

Meldepflichtige Geschlechtskrankheit!! Der Betroffene ist gesetzlich verpflichtet, sich ärztlich behandeln zu lassen (Meldepflicht ohne Namensnennung).

Erreger: Neisseria gonorrhoeae = gram-negative Diplokokken, d.h. semmelförmig zusammenliegende Kokken; besitzen wie alle gramnegativen Bakterien ein endotoxisches Lipopolysaccharid in ihrer Zellwand; Pili ermöglichen es den Gonokokken, an Schleimhautepithelzellen zu haften und sie zu durchdringen (Pathogenitätskriterium).

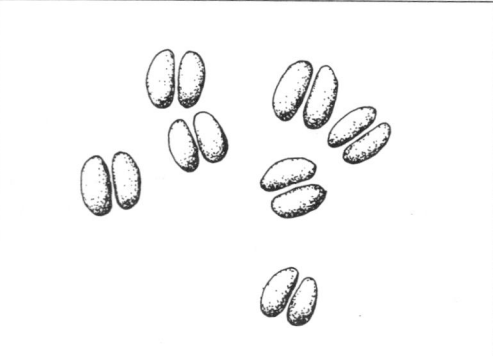

Abb 12: Neisserien (z.B. Gonokokken) schematisch. Neisserien sind gramnegativ, d.h. sie erscheinen bei Gramfärbung im Lichtmikroskop rot.

Übertragung

Fast ausnahmslos durch Geschlechtsverkehr (Geschlechtskrankheit). Inkubationszeit 2-5 Tage.

Klinische Symptome

Brennen beim Wasserlassen und gelbgrünlicher eitriger Ausfluss aus der Harnröhre (Urethritis). Beim Mann sind die Symptome im allgemeinen ausgeprägter als bei der Frau, wo eine Gonorrhoe unbemerkt bleiben kann (erhöhte Gefahr eines Befalls der Cervix und der Tuben).

Komplikationen

Beim Mann wie bei der Frau können die Gonokokken bei ausbleibender antibiotischer Behandlung vernarbend ausheilen (Urethrastriktur) oder von der Urethra her weiter zu den inneren Geschlechtsorganen aufsteigen und hier Entzündungen mit möglicher nachfolgender Sterilität hervorrufen: beim Mann Prostatitis und Nebenhodenentzündung, bei der Frau Cervicitis, Salpingitis bis hin zu Peritonitis. In Einzelfällen können die Gonokokken auch ins Blut streuen und eine Gelenksentzündung oder Endokarditis hervorrufen. Die Beschwerden sind in diesen chronischen Stadien geringer als bei der akuten Urethritis oder Cervicitis, die Folgen sind aber oft schwerwiegend.

Neugeborene können sich im Geburtskanal infizieren, was zu einer schweren Augenentzündung mit Erblindung führen kann. Tropfen von 1% Silbernitratlösung in den Bindehautsack unmittelbar nach der Geburt verhindert die Augenentzündung (Credésche Prophylaxe).

Nachweis der Gonokokken

Im gefärbten Eiteraustrich (Methylenblau oder Gram) sind die Gonokokken als semmelförmige Diplokokken (typischerweise phagozytiert in den Granulocyten) erkennbar. Eine sichere Diagnose ist aber erst nach Anzüchtung im Labor möglich. Dabei ist die schnelle Weiterleitung des Abstrichtupfers im Transportmedium an das Labor entscheidend für den Anzüchterfolg, da Gonokokken außerhalb des menschlichen Körpers rasch absterben. Bei chronischer Gonorrhoe lassen sich Antikörper im Serum nachweisen.

Therapie
Penicillin G.

Syphilis (Lues)

Meldepflichtige Geschlechtskrankheit!! Behandlungspflicht

Erreger: Treponema pallidum, ein spiralförmiges Bakterium, das sich nicht auf Nährböden vermehren läßt und außerhalb des Körpers rasch abstirbt.

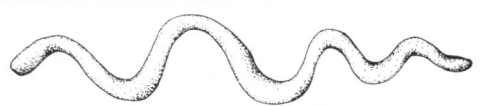

***Abb. 13:** Spiralförmiges Bakterium, z.B. Treponema pallidum oder Borrelien*

Übertragung
Fast immer durch Geschlechtverkehr, aber auch durch Bluttransfusion (nur innerhalb der ersten 3 Tage nach Abnahme), über verletzte Haut oder Schleimhaut und über die Plazenta möglich.
Inkubationszeit 2-5 Wochen.

Klinische Symptome
- **Primärstadium:** An der Infektionsstelle bildet sich ein etwa erbsengroßes schmerzloses Geschwür, das nach 4-6 Wochen spontan verschwindet. In dieser Zeit dringen die Treponemen schon über die Lymphwege ins Blut vor (Generalisierung).
- **Sekundärstadium:** Die Treponemen haben sich über das Blut ausgebreitet und verursachen nässende Papeln (hochinfektiös) und andere vielgestaltige Hautausschläge, die von symptomfreien Intervallen abgelöst werden. Dieses Aufflackern der Hauterscheinungen kann sich über Jahre hinziehen oder in das Tertiärstadium einmünden.
- **Tertiärstadium:** Befall der Aorta (Aortendissektion, Aortenaneurysma), der Haut (braunrote Knoten) und des Nervensystems mit Gangstörungen und Demenz.

Diagnostik
Ausschließlich Antikörpernachweis (z.B. Wassermann Reaktion) im Serum, da keine Anzüchtung der Treponemen möglich ist. Die Antikörper vermitteln keine sichere Immunität, daher sind Reinfektionen möglich.

Therapie
Hochdosiert Depotpenicillin *intra*muskulär, so daß über 2-3 Wochen ein bakterizider Spiegel erhalten bleibt.

Chlamydien

Erreger: Bakterien, die sich nur intrazellulär (wie Viren) vermehren können. Daher Einsendung von Abstrichproben in speziellem Medium (wird vom Labor geliefert) oder Sofortausstrich auf speziellen Objektträger (wird vom Labor geliefert).

Krankheiten
Cervicitis/Urethritis: Die Übertragung von Chlamydien beim Geschlechtsverkehr ist in Deutschland weit häufiger als die Gonorrhoe oder die Syphilis. Die Infektion der Cervix verläuft oft unbemerkt und führt bei Übergreifen auf die Tuben in etwa 20% der Fälle zur Tubenverklebung mit Sterilität. *Häufigste infektiöse Sterilitätsursache!!*

Bei Geburt Übertragung auf das Neugeborene möglich: Augenbindehautentzündung, Pneumonie.

Therapie
Doxycyclin. Wiederaufflackern der Infektion möglich! Therapieerfolg zum Teil unbefriedigend.

Aminkolpitis

Entgleisung der Vaginalflora. Von der Menarche bis zur Menopause besiedeln Lactobacillen (grampositive gerade Stäbchen) die Scheide und säuern das Vaginalsekret an, wodurch andere Bakterien am Wachstum gehindert werden. Bei der Aminkolpitis sind diese Lactobacillen fast gänzlich verschwunden und durch massenhaft Gardnerella vaginalis (apathogenes grampositives kommaförmig gebogenes Bakterium) und verschiedene Anaerobier (aus dem Darm) ersetzt.

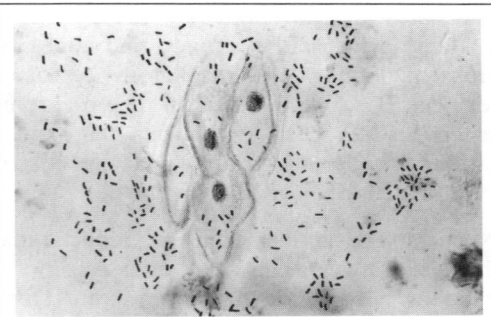

Abb. 14: *Normale Vaginalflora: grampositive Lactobazillen und Epithelzellen (drei Zellen mit dunklem Zellkern in Bildmitte) im mikroskopischen Präparat (Vergrößerung 1:400).*

Klinik
Häufige Störung, die am dünnflüssigen Ausfluß mit unangenehmem Geruch erkennbar ist. Die Aminkolpitis für sich allein ist nur lästig, kann aber das Eindringen pathogener Keime (ß-hämolysierende Streptokokken, Chlamydien, Gonokokken etc.) erleichtern. Bei bestehender Aminkolpitis kommt es nach Dammschnitten oder vaginalen Operationen häufiger zu postoperativen Infektionen des Wundbereiches.

Therapie
Metronidazol. Alle Anaerobier reagieren empfindlich auf dieses Antibiotikum.

Trichomonaden

Sie gehören zu den Protozoen und werden sexuell übertragen; pathogenetische Bedeutung in der Vagina fraglich!

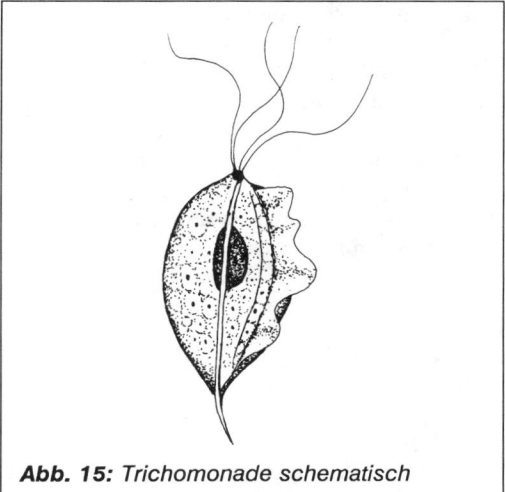

Abb. 15: *Trichomonade schematisch*

Listeriose (meldepflichtig)

Listerien sind kurze, grampositive Stäbchen und bei Tieren, Tierprodukten (Faeces, Milch, Käse) und in der Umwelt weit verbreitet. Für den Menschen pathogen ist nur Listeria monocytogenes. Etwa 20% aller Menschen haben eine Infektion durchgemacht (Antikörpernachweis), wobei aber meist keine Symptome auftreten. Gelingt es jedoch den Listerien bei abwehrgeschwächten Menschen in den Blutkreislauf vorzudringen, so kann es insbesondere bei alten Menschen zur Meningitis/Enzephalitis kommen oder bei Schwangeren zur Infektion des Feten, was Früh-, Totgeburten oder Neugeborenensepsis zur Folge haben kann. Die Therapie mit Ampicillin muß sehr früh einsetzen, da die Listerien weit weniger gut auf Antibiotika ansprechen als "gewöhnliche" Bakterien. Oft endet die Listeriose tödlich.

7. Infektionen des Respirationstraktes, der Kopf- und Thoraxorgane

Untersuchungsmaterial

- Abstrich: Nase (Sinusitis, Otitis media), Rachen (Tonsillitis), Ohr (Otitis externa).
- Sputum (=hochgehustetes Sekret aus der Luftröhre): Abnahme am besten morgens! Vor Abnahme Wasserspülung des Mundes, da sonst die pathogenen Keime im Keimgemisch des Speichels untergehen!!!).
- Tracheal- oder Bronchialsekret: Nachteil: nur durch Absaugen zu gewinnen; Vorteil: enthält keine Mundflora)
- Pleuraexsudat, Blutkultur, Liquor.

Rhinitis (Nasenentzündung)

Der **Schnupfen** ist eine harmlose, virusbedingte Erkrankung (Rhinoviren), bei der nur die Schleimhautzellen der Nase betroffen sind (keine Virämie), was zu wässrigschleimigem (nicht-eitrigem) Ausfluß führt, der höchstens 1-2 Wochen andauert. Im Zuge eines Schnupfens kann es zu einer sekundären bakteriellen Besiedlung der Nase (insbesondere der Nasennebenhöhlen = eitrige Sinusitis) oder des Mittelohres (eitrige Otitis media) kommen. Bei der eitrigen Sinusitis findet man vorwiegend Pneumokokken und Haemophilus influenzae, aber auch Staphylococcus aureus und Branhamella catarrhalis. Bei der Otitis media herrschen Pneumokokken und Haemophilus influenzae vor.

Eine seltene, aber lebensgefährliche Komplikation der Mittelohrentzündung ist das Übergreifen der Bakterien auf die Hirnhäute: eitrige Meningitis.

Bronchitis

Entzündung der Bronchien (zwischen Trachea und Alveolen gelegene Luftwege). Hauptkeime der eitrigen Bronchitis: Pneumokokken und Haemophilus influenzae.
Bei Mucoviscidose und anderen Lungenabwehrschwächen kommt es zur Infektion mit Staphylococcus aureus und Pseudomonas aeruginosa. Bei intubierten Patienten kommen auch gramnegative Bakterien als Bronchitiserreger in Frage.
Hauptsymptome: Fieber und Husten mit eitrigem Auswurf.

Pneumonie

Lungenentzündung, das heißt nicht nur der Bronchialbaum sondern die gesamte Lunge einschließlich Alveolen (Lungenbläschen) ist betroffen. Erregerspektrum wie bei der Bronchitis. Dazu kommen Mycoplasmen, Chlamydien und Viren (Influenza-, Parainfluenza-, RS-, Adenoviren), die alle eine sogenannte atypische Pneumonie, d.h. nicht-eitrige Lungenentzündung, mit Fieber und trockenem Husten hervorrufen.

Konjunktivitis

Die eitrige Augenbindehautentzündung wird vor allem durch Staphylococcus aureus, Pneumokokken oder Haemophilus influenzae hervorgerufen. Chlamydien können eine akute eitrige oder schleichende, chronische Bindehautentzündung hervorrufen, die durch Vernarbungen zur Erblindung führt (Trachom, in einigen Entwicklungsländern weitverbreitet). Gefürchtet ist bei uns die Herpes-simplex Virus Konjunktivitis, die chronisch rezidivierend verlaufen und über eine Zerstörung der Hornhaut zur Erblindung führen kann. Bei Viruserkrankungen kommt es oft zu einer Begleitkonjunktivitis (Lichtscheu bei vielen viralen Infekten).

Meningitis

Eitrige (durch Bakterien verursachte) Hirnhautentzündungen sind lebensgefährlich und hinterlassen oft Defekte, virale haben meist eine gute Prognose.

Krankheitszeichen:
- Fieber (im Alter 3-24 Monate oft das einzige Zeichen)
- Kopfschmerz (durch erhöhten Liquordruck)
- Nackensteifigkeit (in Rückenlage führt abruptes Beugen des Kopfes zum Anwinkeln der Beine)

Liquor:
- Akute bakterielle (=eitrige) Meningitis: > 2000/3 Granulozyten, erniedrigte Glucose-Konzentration
- Virale (=nicht eitrige) Meningitis: < 1500/3 Lymphozyten, normale Glucose-Konzentration
- Normalwerte: 10/3 Leukozyten, Glucose 50-100 mg/dl

Häufigste Meningitiserreger:

Bakterien
- Neugeborene:
  - ß-hämolys. Streptokokken der Gruppe B
  - E. coli
  - Listeria monocytogenes
- 1/2 - 3 Jahre:
  - Haemophilus influenzae
  - Pneumokokken
  - Meningokokken
- 3 - 40 Jahre:
  - Meningokokken
  - Pneumokokken
- > 40 Jahre:
  - Pneumokokken
  - Meningokokken
  - E. coli und andere gramnegative Bakterien
  - Listeria monocytogenes

Bei Hirnabszessen findet man vor allem Anaerobier (Staph. aureus nach neurochirurgischen Eingriffen).

Viren: Enteroviren (Polio, Coxsackie, ECHO), Masern, Mumps, Herpesviren (besonders Herpes simplex und Varizellen-Zoster), FSME (=Frühsommer-Meningoenzephalitis, durch Zecken übertragenes Virus)

Hämophilus influenzae

Mikroskopisch: gram-negative kurze, feine Stäbchen

Vorkommen
Bei gesunden Erwachsenen in 50-80% im oberen Respirationstrakt unbekapselt, nur in 2-4% kapselbildende H. influenzae.

Krankheitsbilder
- **Kinder unter 3 Monaten:** Infektionen sehr selten (mütterliche Antikörper).
- **Kinder 1/2 bis 4 Jahre** (keine Antikörper gegen Kapsel vorhanden): meist kapselbildende Hämophilus influenzae, die Meningitis (25% aller bakteriellen Meningitiden; unbehandelt: 80% tödlich, behandelt: 20% tödlich, 30% Defektheilung; meldepflichtig!), akute Epiglottitis (Erstickungsgefahr), Sinusitis, Otitis media oder Pneumonie hervorrufen können.
- **Erwachsene:** bei herabgesetzter Widerstandskraft (Virusinfekt, z.B. Influenza; Carcinom; Leukämie etc.) kann es zu Sinusitis, Bronchitis oder Pneumonie kommen, wobei Hämophilus influenzae (meist ohne Kapsel) häufig mit Pneumokokken und zum Teil auch Staphylococcus aureus vergesellschaftet ist.

Diagnose
Hämophilus influenzae kann aus Liquor, Blut, Nasen/Rachen-Abstrichen, Sputum und Brochialsekret angezüchtet werden. Da H. influenzae außerhalb des menschlichen Körpers rasch zugrunde geht (ähnlich wie Pneumokokken), ist der rasche Materialtransport für den Erfolg der Isolierung im Labor entscheidend.

Therapie
Ampicillin.

Neisseria meningitidis (Meningokokken)

Mikroskopisch: gram-negative semmelförmige Diplokokken, gehören zur Gattung Neisseria wie die Gonokokken

Vorkommen
Bei 5-10% aller Gesunden findet man Meningokokken im Rachenabstrich, die aber meist nicht zu den virulenten (Gruppe A, B oder C) Meningokokken zählen.

Krankheitsbilder
Meningokokken der Gruppe A, B oder C (Kapselantigen) sind die Erreger der Meningitis epidemica, einer infektiösen Hirn(haut)entzündung, die heute nur noch in kleinen Epidemien (etwa 1000 Fälle jährlich in Deutschland) auftritt.

Nur die Meningokokken der Gruppe A, B oder C sind in der Lage, von den Mandeln über die Lymphknoten bis ins Blut vorzudringen. Die Meningokokkenbakteriämie kann zur Meningitis oder in schweren Fällen zur heftig, meist tödlich verlaufenden Meningokokkensepsis (zusätzlich Lunge, Herz, Haut, Gelenke und Nebennieren betroffen) führen. Die Krankheit beginnt plötzlich nach 2-3 Tagen Inkubationszeit mit Genickstarre, hohem Fieber und Bewußtseinstrübung, dazu oft kleinfleckiges Exanthem durch punktförmige Hautblutungen. Betroffen sind vor allem Kinder im Alter ab 1 Monat bis 5 Jahren (keine Antikörper gegen Meningokokkenkapseln vorhanden). Bei Epidemien kann jedes Alter betroffen sein. Die Übertragung erfolgt durch Tröpfcheninfektion. Außerhalb des Körpers gehen die Meningokokken schnell zugrunde! Vor der Entdeckung der Antibiotika führte die Meningokokken-Meningitis in 70% zum Tode, die Überlebenden hatten meist Hirnnervenausfälle (taub, blind) oder psychische Defekte (Verblödung). Heute liegt die Letalität bei 10%.

Therapie: Penicillin.

Mycoplasma pneumoniae

Mycoplasmen sind Bakterien ohne äußere Zellwand. Mycoplasma pneumoniae lagert sich in der Lunge an die Alveolarzellen an (ohne ins Blut vordringen zu können) und führt zu einer atypischen (siehe oben) Pneumonie mit trockenem, kaum eitrigem Husten.

Lungenentzündungen in der Altersgruppe 5-35 Jahre werden am häufigsten durch Mycoplasma pneumoniae verursacht. Die Übertragung erfolgt durch Tröpfcheninfektion, die Inkubationszeit beträgt 10-14 Tage. Die Symptome entwickeln sich schleichend: Abgeschlagenheit, Halsschmerzen, trockener Husten. Nach etwa zwei Wochen klingen die Symptome ab, wobei die Mattigkeit über mehrere Wochen andauern kann. Verlauf meist mild und gutartig. Manchmal Folgekrankheiten: Arthritis, Hautausschläge, Neuropathien. Tetracyclin oder Erythromycin verkürzen die Krankheitsdauer, vermögen aber die Mycoplasmen nicht völlig aus der Lunge zu eliminieren.

Tuberkulose

Erreger:
Mycobacterium tuberculosis

- säurefestes Stäbchen (erscheint in der Ziehl-Neelsen Färbung rot)
- hat eine Generationszeit von 12-18 Stunden und wächst daher erst innerhalb 3-8 Wochen auf Spezialnährböden (Löwenstein-Jensen)

Epidemiologie:
• etwa 30 000 Tuberkulose-Kranke in der Bundesrepublik

- weltweit über 1 Milliarde Menschen infiziert (schlechte hygienische Verhältnisse) mit jährlich etwa 3 Millionen Todesfällen

Krankheitsbild
Der Mensch ist das Reservoir für Mycobacterium tuberculosis. Die Übertragung erfolgt durch Tröpfcheninfektion, wobei die Erreger in sehr kleinen Tröpfchen bis in die Alveolen gelangen. Dort werden sie von Makrophagen phagozytiert, vermehren sich aber in den Freßzellen und extrazellulär im Lungengewebe weiter. Über die Lymphwege erreichen die Mycobakterien die Lymphknoten und streuen in geringem Maße ins Blut. Innerhalb von 3-4 Wochen haben die T-Zellen die Erreger erkannt (zelluläre Immunität) und aktivieren die Makrophagen, womit diese besser imstande sind, phagozytierte Mycobakterien zu töten. Um die Tuberkelbakterien bildet sich ein sogenanntes Granulom, ein Wall von Makrophagen und Lymphozyten. Das Innere des Granuloms kann verkalken (Primärkomplex: keine weitere Aussaat zu erwarten) oder sich verflüssigen (Kavernenbildung = starke Vermehrung der Tuberkelbakterien, Durchbruch in die Lunge oder ins Blut). Brechen die Tuberkelbakterien aus einem Granulom (Abwehrschwäche) heraus in die Blutbahn, so kann es zur tuberkulösen Meningitis, Nephritis, Osteomyelitis etc. kommen.

Tuberkulintest
Ein Extrakt aus Tuberkelbakterien wird unter die Haut geritzt (Nadelstempeltest = Tine Test) oder nur auf die Haut appliziert (Pflaster-Test, besonders bei Kindern). Bei stattfindender Auseinandersetzung des Körpers mit Tuberkelbakterien (Infektion oder auch noch lange Zeit nach Impfung) reagieren die T-Lymphozyten mit dem Extrakt: nach 2-3 Tagen Induration an der Auftragsstelle durch Einwanderung von T-Lymphozyten. Ist der Tuberkulintest negativ, so liegt keine Infektion mit Mycobakterien vor. Ausnahme: Schwere Infektionen (z.B. Masern) oder Abwehrschwächen (z.B. bei Tumoren) können das Immunsystem so unterdrücken, daß der Tuberkulintest negativ wird.

Schutzimpfung:
Erfolgt mit lebenden, attenuierten (= in der Virulenz stark abgeschwächten) Mycobakterien. Der Impfschutz bleibt 3-10 Jahre bestehen (Tuberkulintest positiv). Die Impfung ist nur dort zu empfehlen, wo mehr als 1% der Bevölkerung mit Tuberkelbakterien infiziert sind.

Materialeinsendung:
(Morgen-)Sputum (notfalls mit Aerosol aus 5% NaCl Lösung provozieren) oder Magensaft. Wenn möglich, 48 Stunden vor Abnahme keine tuberkulostatische Behandlung. Bei Befall von anderen Organen als der Lunge: Morgenurin, Liquor, Blut, Punktat. Sofortige Einsendung ins Labor, sonst zwischenzeitliche Lagerung im Kühlschrank.

Umweltresistenz:
Mycobacterien sind resistent gegen Austrocknung und Kälte, gegen Sonneneinstrahlung und Erhitzen auf 85°C (Pasteurisieren) empfindlich. Händedesinfektion mit 77% Äthanol für 5 Minuten tötet die Erreger ab.

Therapie
Dreierkombination (z.B. Streptomycin+Isoniazid (INH) oder Ethambutol+Rifampicin) zur Minimierung der Nebenwirkungen und Resistenzentwicklung. Behandlungsdauer 3 Monate, danach 6 Monate INH + Rifampicin).

Keuchhusten

Erreger: Bordetella pertussis, gram-negatives Stäbchen. Toxinbildner. Die Rolle dieser Toxine beim Keuchhusten ist nicht sicher nachgewiesen.

Krankheitsbild
In Epidemien in mehrjährigen Abständen auftretende, nur durch Tröpfcheninfektion übertragbare Erkrankung, die weitgehende Im-

munität hinterläßt. Keine gesunden Keimträger! Inkubationszeit 2-3 Wochen. Betroffen sind vor allem Kinder bis zum 4. Lebensjahr.

- **Stadium catarrhale (1.-2. Woche):** In diesem Anfangsstadium besteht hohe Infektiosität, aber die Diagnose ist klinisch nicht zu stellen, da der Husten völlig uncharakteristisch ist. Die Epidemie breitet sich aus, bevor sie erkannt wird. In diesem Stadium kann man die Erreger im Rachen nachweisen (Hustenplatte, nur in weniger als 50% erfolgreich) und durch Gabe von Antibiotika (Erythromycin) die Krankheit wirksam bekämpfen.
- **Stadium convulsivum (3.-7. Woche):** Krampfartige Hustenanfälle mit Erstickungsgefahr besonders für Säuglinge. Inspiratorisches Juchzen, cyanotische Gesichtsfarbe, Erbrechen und völlige Erschöpfung nach dem Anfall sind typisch. Zwischen den Anfällen erscheint das Kind gesund. Bei Säuglingen kann eine Superinfektion mit Hämophilus influenzae oder Pneumokokken eine tödliche Lungenentzündung hervorrufen (Antibiotikaschutz wichtig!).
- **Stadium decrementi (8.-12. Woche):** Langsam abklingende Hustenanfälle, manchmal bleiben Hustenticks über Monate bestehen.

Prophylaxe
Die Impfung mit abgetöteten Erregern ist wegen ihrer möglichen Nebenwirkungen (1 Krampfanfall pro 2-3000 Impflinge) umstritten, verleiht aber recht sicheren Schutz, der besonders im ersten Lebenshalbjahr lebensrettend sein kann. Dreimalige Impfung im Abstand von 4-6 Wochen plus Auffrischimpfung nach 3 Jahren nötig.

Diphtherie

Erreger: Diphtherie-Toxin bildendes Corynebacterium diphtheriae, gram-positives, keulenförmiges Stäbchen

Krankheitsbild
In Epidemien etwa alle 20-30 Jahre auftretende, lebensgefährliche und meldepflichtige Erkrankung, die meist im Rachen lokalisiert und durch Tröpfcheninfektion übertragen (Ansteckungsrate etwa 20%) wird. Der entscheidende Pathogenitätsfaktor ist das Diphtherie-Toxin, das auch für die nachfolgende lebenslängliche Immunität verantwortlich ist! In früheren Epidemien sind besonders Kinder zu Tausenden an der Diphtherie gestorben.

Nach einer Inkubationzeit von 2-5 Tagen beginnt die Diphtherie mit Rachenentzündung, starkem Krankheitsgefühl und Halslymphknotenschwellungen. Rasch entwickelt sich ein weiß-bräunlicher Belag (Pseudomembranen) auf der Rachenschleimhaut aus abgestorbenen Epithelzellen, der fest auf der Unterlage haftet (lokale Einwirkung des zelltötenden Diphtherietoxins). Typischerweise riechen die Patienten süßlich aus dem Mund. Bei gutartigem Verlauf lösen sich die Pseudomembranen nach 4-5 Tagen ab, das Fieber geht zurück und der Patient wird gesund.

Komplikationen:
- Ausbreitung des Diphtherietoxins in größeren Mengen über die Blutbahn: toxischer Schock durch Herz-, Nieren und Nervenschädigung.
- Ansiedlung der Diphtheriebakterien im Kehlkopfbereich (Croup): die Pseudomembranen verengen die Luftröhre soweit, daß es zum Erstickungstod insbesondere von Säuglingen und Kleinkindern kommt.
- Spätschäden durch Toxinschädigung einzelner Organe: Myokarditis, Nephropathie, Lähmungen

Therapie, Diagnose und Prophylaxe
Bei der Diphtherie hat das Toxin die entscheidende Bedeutung. Deshalb muß die Toxinwirkung neutralisiert (d.h. aufgehoben) werden, was man durch Gabe von Antiserum vom Pferd (ähnlich wie bei Schlangenbissen) erreicht. Weiterhin sollte mit Penicillin die weitere Vermehrung der Diphtheriebakterien im Rachen unterbunden werden. Penicillin allein

verhindert aber nicht die lebensgefährlichen Auswirkungen des Toxins in der Blutbahn.

Zur Diagnose wird vor Antibiotikumgabe ein Rachenabstrich vom Rand der Pseudomembranen abgenommen und direkt ins Labor mit dicker Aufschrift "Diphtherie-Verdacht" geschickt.

Die Schutzimpfung mit Diphtherie-Toxoid (inaktiviertem Toxin) erfolgt im 3. Lebensmonat (Auffrischung im 5. Monat und 2. Lebensjahr, danach alle 5 bis 10 Jahre) und vermittelt vollständigen Schutz gegen die Auswirkungen des Toxins.

8. Wundinfektionen

Definition: Postoperative Wundinfektion.

Jede eitrige postoperative Wundinfektion mit und ohne positive Kultur ist als nosokomiale Infektion zu bezeichnen. Die Herkunft des Erregers, ob exogen oder endogen, muß dabei nicht berücksichtigt werden (laut Daschner).

Endogene Infektion: Bedingt durch Eröffnen infizierter Organe oder Hohlräume mit Standortflora

Exogene Infektion: Hautkeime, Luftkeime, mangelhafte Wundpflege, kontaminierte Gegenstände.

Wundinfektionsfördernde Faktoren: Hämatome, Gewebeschädigung durch mangelnde Durchblutung (z.B. zu straffe Wundnaht), Nekrosen, Fremdkörper etc. Operationsdauer:
- 30 Min. (1% Infektionen)
- 4 Stunden (14% Infektionen)

Klinische Zeichen: 2-3 Tage postoperativ Wundschmerz, Rötung, Schwellung, Eiterung, Lymphknotenschwellung

Häufigste Erreger bei chirurgischen Wundinfektionen:

- Staph. aureus (unter Umständen auch Koagulase-negative Staphylokokken)
- E. coli (und andere gramnegative Bakterien wie Proteus, Serratia, Klebsiellen, Enterobacter)
- Bacteroides (und andere Anaerobier wie Peptokokken, Peptostreptokokken, Fusobacterien)
- Pseudomonas aeruginosa
- Enterokokken
- Candida albicans

Diagnostik: Wundabstrich mit sterilem Wattetupfer, der in Transportagarröhrchen an das Labor verschickt wird.

Therapie: lokale Desinfektion; bei tieferen Wunden systemisch Antibiotikatherapie nach Antibiogramm.

Pseudomonas aeruginosa

Erreger: gram-negatives Stäbchen, produziert charakteristischen grünen Farbstoff (Pyocyanin) und ist im Wachstum sehr anspruchslos, daher in feuchtem Milieu sehr umweltresistent

Vorkommen: typischer Wasserkeim, der überall in feuchtem Milieu anzutreffen ist: Waschbecken, Wasserleitung, kontaminierte Infusionslösungen, Beatmungsgeräte, Stuhl, Wasser, Boden, Pflanzen

Krankheitsbild
Sekundär- und Superinfektionen (d.h. Infektionen meist in Verbindung mit anderen Bakterien) sind typisch bei jeder Art von Resistenzschwäche:

- Wundinfektionen
- Hautinfektionen bei Verbrennungen
- Lungeninfektion bei Beatmungspatienten oder Mucoviscidose
- Harnwegsinfekte
- Sepsis häufig von Galle, Lunge oder Harnwegen streuend (evtl. mit Endokarditis oder Meningitis)
- Superinfektion bei chronischer Otitis externa

Therapie
Pseudomonas ist gegen die meisten gängigen Penicilline und Cephalosporine resistent, daher nur Therapie nach Antibiogramm. Hinzu kommt, daß Pseudomonas aeruginosa zur Resistenzentwicklung neigt, so daß der Keim bei fortbestehender Abwehrschwäche oft durch Antibiotika nicht zu beseitigen ist. Deshalb muß versucht werden, die Resistenzschwach-

stelle zu beheben oder mögliche Erregerreservoire (z.B. Beatmungsgerät) aufzudecken und zu sanieren.

Anaerobier

Erreger: Obligat (=ausschließlich) anaerob (ohne Sauerstoff) wachsende Bakterien. Sauerstoff ist für Anaerobier giftig, d.h. an der Luft sterben diese Bakterien ab.

Beispiele für Anaerobier: Bacteroides, Peptococcus, Peptostreptococcus, Fusobacterium

> ☞ *Merke:* Die meisten Bakterien sind fakultativ (frei wählbar) anaerob, d.h. sie wachsen mit oder ohne Sauerstoff. Wir Menschen dagegen sind obligate Aerobier, obwohl Sauerstoff in zu hoher Konzentration für uns auch giftig ist (Lungenfibrose und Erblindung bei Neugeborenen, die mit zu hohem Sauerstoffgehalt beatmet werden).

Vorkommen: Über 90% der Darmflora besteht aus Anaerobiern. Weiterhin gehören Anaerobier zur Mundflora, wobei sie Zahnfleischtaschen bevorzugen (Parodontitis-Erreger). In geringer Konzentration sind sie in der Vagina zu finden, wobei sie bei der Aminkolpitis die Vagina massenhaft besiedeln und daher leicht zu Wundabszessen nach vaginalen Eingriffen führen können.

Krankheitsbild
Anaerobier verursachen Abszesse! Die Infektion ist immer endogen, d.h. die Infektionsquelle ist immer der Patient selbst. Typisch ist der Peritonealabszeß nach perforierter Blinddarmentzündung (Anaerobier aus dem Darm stammend). Der Krankheitsverlauf ist schleichend. Die Abszesse stinken äußerst unangenehm (wie übelriechender Stuhlgang). Anaerobier können aus dem Abszeß ausbrechen und über das Blut zu Absiedlungen (neuen Abszessen) in den verschiedensten Organen führen: Hirn, Lunge, Leber, Niere!

Zur sicheren Diagnosestellung ist immer eine Untersuchung des Wundabstrichs (rasche Einsendung in luftdichten Glasröhrchen wichtig!) im Labor nötig. Die Anzüchtung dauert allerdings mindestens zwei Tage. Der endgültige Befund ist erst nach etwa einer Woche zu erwarten, d.h. man muß meist auf Verdacht hin behandeln und darf nicht stur auf den bakteriologischen Befund warten.

Therapie
Alle Anaerobier sind Metronidazol (Clont) empfindlich! Wenn Clont gegeben wird, wissen Sie, daß man hier eine Anaerobierinfektion vermutet. Neben der Antibiotikumgabe ist (wo möglich) eine Abszeßspaltung angezeigt.

Gasbrand

Erreger: Clostridium perfringens (= anaerober Sporenbildner), gram-positives Stäbchen

Sporen sind gewissermaßen Bakterien im Winterschlaf. Nur Clostriden (anaerobe Sporenbildner) und Bacillen (aerobe Sporenbildner) sind befähigt in den Sporenzustand (dicke Wand und wasserarmes Inneres) überzugehen. Sporen können *Jahrzehnte* in der Außenwelt überleben.

> ☞ *Merke:* Nur Autoklavieren (30 Minuten bei 120° C in gesättigtem Wasserdampf) tötet die Sporen ab = Sterilisation! Durch Alkohol oder andere Desinfektionsmittel lassen sich Sporen nicht abtöten.

Vorkommen: Clostridium perfringens Sporen sind überall in der Umwelt zu finden, insbesondere im Boden. Werden sie mit der Nahrung aufgenommen, so können sie im Darm aus ihrer Versporung ausbrechen und in die vegetative (vermehrungsfähige) Form übergehen. Daher kann man häufig bei Gesunden Clostridium perfringens aus dem Stuhl anzüchten.

Krankheitsbild
Bei tiefen Verletzungen (Verwundungen im Krieg, Operationen) mit schlechter Durchblutung des Wundareals kann es zur endogenen (vom Darm ausgehend) oder exogenen (verdreckte Wunden) Infektion mit Clostridium perfringens kommen.

Bei anaeroben Verhältnissen mit reichlich Nahrungsangebot (Nekrosen) vermehrt sich Clostridium perfringens sehr rasch und bildet eine Reihe von zelltötenden und Gewebe auflösenden Toxinen und viel Gas (Verstoffwechslung von Zuckern). Es kommt nach wenigen Stunden bis Tagen zur Ausschwemmung der Toxine ins Blut, zur Zerstörung der Blutzellen und zum Tod (Gasbrand).

Therapie
Die starke Gasbildung kann man auf der Haut ertasten (Hautkrepitation) und im Röntgenbild sehen (gefiederte Muskulatur). Bei Verdacht auf Clostridium perfringens muß sofort die Wunde eröffnet und alles nekrotische Gewebe entfernt werden. So erreicht man aerobe Verhältnisse (Sauerstoff ist im Blut reichlich vorhanden), was zum Absterben der Clostridien führt. Weiterhin sollte man Penicillin geben, was aber als alleinige Maßnahme nie ausreicht!

Prophylaxe
Verschmutzte tiefe Wunden offen lassen und sofortige gründliche Wundreinigung von Dreck und totem Gewebe.

Tetanus (Wundstarrkrampf)

Erreger: Clostridium tetani (= anaerober Sporenbildner), gram-positives Stäbchen.

Vorkommen: Sporen sind überall in der Umwelt vorhanden, insbesondere im Boden.

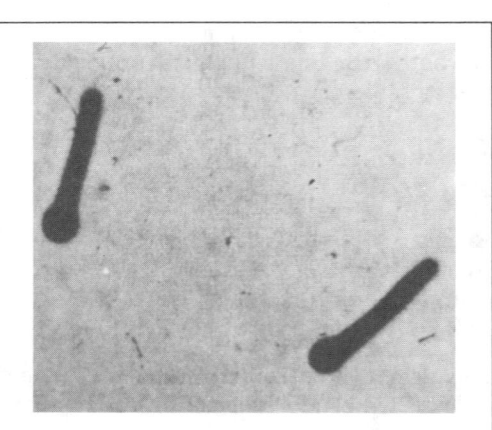

Abb 16: zwei Tetanusbakterien (trommelschlegelförmig)

Krankheitsbild
Clostridium tetani bildet ein Nervengift (Tetanustoxin), das zu unkontrollierten Krämpfen führt. Die Betroffenen sterben nach Tagen oder Wochen an Ersticken. Über verschmutzte (auch kleine) Wunden dringt Clostridium tetani in den Körper ein und vermehrt sich an der Eintrittsstelle. Nach 2 Tagen bis 2 Wochen kommt es zu ersten Krampferscheinungen: Krampf der Kaumuskulatur.

In der Bundesrepublik etwa 100 Fälle pro Jahr, weltweit 300 000!

Therapie
Eröffnen der Wunde (aerobe Verhältnisse schaffen). Hyperimmungammaglobulin spritzen, um Tetanustoxin zu neutralisieren (=auszuschalten) und gleichzeitig an anderer Körperstelle **Prophylaxe** durchführen:

Schutzimpfung mit Tetanus-Toxoid (durch Formalin inaktiviertes Tetanustoxin), um Antikörperschutz (=Immunität) gegen Tetanustoxin zu erreichen. Eine solche Impfung nennt man aktive Impfung (Anregung der Antikörperbildung), im Gegensatz zur passiven Impfung (Gabe von Hyperimmunglobulin = konzentrierte Antikörper). Die aktive Impfung gibt nicht sofort Schutz, führt aber nach zwei Wochen zur Immunität. Die passive Impfung gibt sofort Schutz für einige Wochen, ruft aber keine Immunität hervor (vergl. Rhesusprophylaxe).

Bei Verletzungen sollte die Aktivimpfung aufgefrischt werden (siehe unten) und eventuell (stark verschmutzte Wunde mit vielleicht hoher Clostridium tetani Keimzahl) zusätzlich an anderer Körperstelle Hyperimmunglobulin gespritzt werden (sogenannte Aktiv-Passiv-Immunisierung).

Impfplan für Tetanus-Aktivimpfung

- Ab 4. Lebensmonat: 1. Injektion (erste Antikörper werden gebildet, aber Titer (= "Menge") zu niedrig für langdauernde Immunität.
- 4-8 Wochen später: 2. Injektion (Boosterung) = Antikörpertiter wird um ein Vielfaches gesteigert
- 1 Jahr später: 3. Injektion, d.h. nochmalige Erhöhung des Antikörpertiters

Der Impfschutz nach der 3. Injektion dauert etwa 3-5 Jahre, danach sollten erneute Auffrischimpfungen vorgenommen werden.

Dieses Impfschema mit 3 Injektionen und nachfolgenden Auffrischimpfungen gilt allgemein für alle Impfungen mit Proteinen oder toten Erregern. Lebendimpfungen (Polio, Masern, Mumps etc.) verleihen Immunität über Jahrzehnte, da sich hier das Antigen (= Impfstoff) im Körper vermehrt und dadurch eine viel stärkere Antikörperbildung erfolgt.

9 Infektiöse Darmerkrankungen

Normalflora

Die Mund-Rachenflora (vergrünende Streptokokken, apathogene Neisserien u.a.) ist auch in der Speiseröhre anzutreffen. Die Magensalzsäure tötet alle Bakterien ab, nur wenige können – z.B. durch Speisereste gegen die Salzsäure geschützt – den Magen passieren. Die Bakterienkonzentration steigt vom Duodenum (keimarm, vorwiegend Lactobakterien und Enterokokken) über Jejunum und Ileum an, bis sie im Colon 10 000 000 000 Bakterien pro Gramm Stuhl erreicht (etwa 10% der Stuhlmasse). In den unteren Darmabschnitten finden sich zu 95% Anaerobier: Bacteroides, Clostridien (auch Clostridium perfringens) u.a. Die restlichen 5% der Normalflora sind aerobe Keime, in erster Linie E. coli und andere Enterobacteriaceen (Klebsiellen, Enterobacter etc.), aber auch Pseudomonas aeruginosa, Enterokokken, Lactobakterien und Hefen (Candida albicans).

Pathogene Bedeutung im Darm haben die Bakterien der Normalflora nur in Sonderfällen.

Bei antibiotischer Behandlung kann es zur Überwucherung des Dickdarms mit Clostridium difficile kommen, was zur pseudomembranösen Colitis mit Durchfall, Fieber und Darmkrämpfen führt. Besonders bei Säuglingen ist die massenhafte Vermehrung von Candida albicans im Darm häufig, wodurch die Windeldermatitis bedingt ist. (Therapie mit Nystatin-Salbe, evtl. Tropfen oral). Die Normalflora mit ihren über 100 verschiedenen Keimen stimuliert ständig das Immunsystem – der Darm ist das lymphknotenreichste Organ. Nur wenn es bei Verletzungen (Bauchoperation) oder Entzündungen (Gallenwege, Blinddarm) zum Übertritt der Darmflora ins Blut oder in den Peritonealraum kommt, erlangt die normale Darmflora pathogene Bedeutung.

Darm-pathogene Erreger

Viren

10-40% aller diagnostizierten Durchfallerkrankungen sind viral bedingt, wobei dem Rotavirus besonders bei Säuglingen die überragende Bedeutung zukommt: wässriger Durchfall. Adenoviren können ebenfalls – z.T. in Verbindung mit Rhinitis – Diarrhoen auslösen.

Rotavirus: Nach 2-4 Tagen Inkubationszeit Durchfall und Erbrechen. Virus 5-6 Tage nach Erkrankung im Stuhl nachweisbar. Sehr umweltresistentes Virus. Übertragung durch Schmierinfektion: Säuglingsepidemien in Krankenhäusern! Daher äußerste Hygiene des Pflegepersonals erforderlich (Handschuhe)! Therapie symptomatisch durch Flüssigkeitsersatz. Nur begrenzte Immunität nach Infektion. Muttermilch liefert schützende Antikörper (IgA)! Stuhleinsendung zur Diagnose erforderlich! Nachweis im Labor innerhalb eines Tages.

Bakterien

Enterotoxin bildende Bakterien *ohne* Invasion (Befall) der Darmschleimhaut. Keine Zerstörung der Darmepithelien. Symptome: schwere wässrige Durchfälle

- **Choleravibrionen**: Reservoir ist der Mensch, Übertragung durch kontaminiertes Wasser oder Essen, nach 1-5 Tagen Inkubation heftigste Brechdurchfälle; Lebensgefahr durch Exsikkose (Entwässerung), daher Flüssigkeitsersatz lebensrettend (Glucose-NaCl-Infusionen). Meldepflichtig, Quarantäne!

Abb. 17: Choleravibrionen schematisch

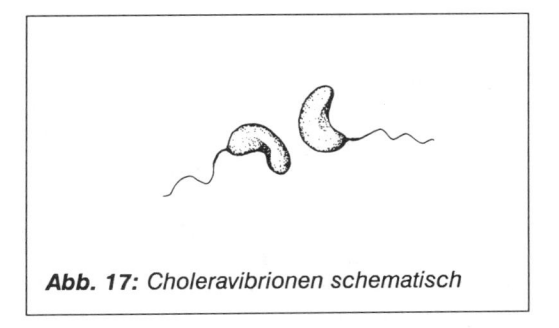

- **Enterotoxinbildende E. coli**
- **Staphylococcus aureus:** Häufigste Lebensmittelvergiftung, die allerdings nur von Enterotoxin bildenden Staph. aureus Stämmen ausgelöst wird! Relativ hitzebeständiges Enterotoxin; nach wenigen Stunden Inkubationszeit Brechdurchfall mit schweren Kreislaufsymptomen, der etwa 1 Tag andauert; Infektionsquelle: bei Zubereitung vom Personal (aus Nase oder Eiterungen) kontaminierte Lebensmittel. Anzüchtung aus Stuhl oder Lebensmittel.
- **Bacillus cereus:** aerober Sporenbildner, der über Lebensmittel in den Darm gelangen und dort durch Enterotoxinbildung eintägigen Durchfall auslösen kann. Anzüchtung aus dem Stuhl.

Zytotoxin-bildene Bakterien ohne Invasion der Darmschleimhaut. Schädigung der Darmepithelien. Symptome: wässrige, oft blutige Durchfälle mit oder ohne Fieber

- **Enteropathogene E. coli (EPEC)**
- **Enterohämorrhagische E. coli (EHEC)**
- **Clostridium difficile**

Epithel-invasive Bakterien, die sich in den Darmepithelzellen vermehren und diese zerstören, aber nicht bis in die Mucosa vordringen. Symptome: Dysenterie = häufige, wässrige bis blutig schleimige Durchfälle mit Leukozyten im Stuhl; dazu kolikartige Bauchschmerzen, Fieber und schweres Krankheitsgefühl

- **Shigellen** (Erreger der Ruhr): Reservoir ist der Mensch, Übertragung durch Schmierinfektion über Gegenstände, Wasser und Lebensmittel; daher Ansteckungsgefahr bei schlechten sanitären Verhältnissen: heute vor allem Reisen in Entwicklungsländer, früher Kriegszeiten, Lager etc.; rasche Abtötung der Shigellen durch die üblichen Desinfektionsmittel. Nach einigen Tagen Inkubationszeit Dysenterie über 1-2 Wochen, Dickdarmperforation oder postinfektiöse Arthritis möglich. Therapie bei schwerem Verlauf mit Antibiotika. Meldepflichtig!
- **Enteroinvasive E. Coli (EIEC)**

Epitheldurchdringende Bakterien, die die Darmepithelzellen durchwandern und sich in der Mucosa (Gewebe unter der Epithelzellschicht) vermehren. Von hier können sie die Lymphknoten (Abszeßbildung) befallen und – bei Abwehrschwäche – bis in die Blutbahn vordringen. Symptome: wässrig-schleimige Durchfälle, Fieber, Kopfschmerz; z.T. blutige Stühle mit Leukozyten, Darmkoliken

- **Erreger:** Salmonellen, Yersinien, Campylobacter

Salmonellen (meldepflichtig!)

Salmonella typhi u. Salmonella paratyphi
Diese Salmonellen dringen – im Unterschied zu den Enteritis-Salmonellen – erst über die Lymphbahnen ins Blut vor, befallen verschiedene Organe (Leber, Galle, Milz, Haut=Roseolen auf der Bauchhaut, Knochenmark, Niere, Hirn, Lunge) und vermehren sich geschwürig in den Darmlymphknoten, wo sie zu Perforationen und Blutungen führen können. Demnach ist die Inkubationszeit bei Typhus relativ lang (2-3 Wochen). Fieber um 40°, Kopfschmerz, Bewußtseinstrübung gehören zum typischen Krankheitsbild. Die Typhussalmonellen sind zu Beginn der Krankheit nur im Blut nachweisbar (Blutkultur einschikken!). Erst ab der 2. Krankheitswoche kann mit Ausscheidung im Stuhl gerechnet werden (Stuhl einschicken zur Anzüchtung; Serum

einschicken zum Nachweis von Antikörpern gegen Typhussalmonellen). Die Ausscheidungsdauer beträgt etwa 10 Wochen. 5% aller Erkrankten scheiden die Typhussalmonellen – meist aus der Gallenblase – lebenslänglich aus (Wasser- und Lebensmittelverseuchung). Die Krankheit hinterläßt Immunität. Therapie immer mit Antibiotika, z.B. Ampicillin. Ohne antibiotische Behandlung liegt die Letalität bei 15%!

Typhusepidemien sind heute sehr selten geworden, waren aber nach dem Krieg ein großes Problem.

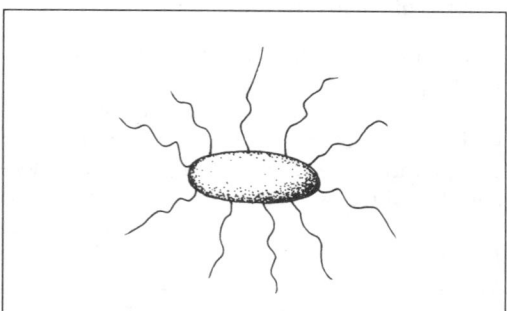

Abb. 18; *Salmonelle schematisch (rundum = peritrich begeißelt)*

Gastroenteritis-Salmonellen

(über 1000 verschiedene Arten) z.B. S. typhimurium, S. enteritidis, S. infantis. Im Unterschied zu Typhus-Salmonellen sind Gastroenteritis-Salmonellen auch bei Tieren weit verbreitet. Daher ist eine Infektion mit diesen Salmonellen keine Seltenheit. Erregerquelle sind Ausscheider oder Nahrungsmittel (Fleisch, Milch, Eier, Speiseeis, Fisch, Austern), in denen sich die Salmonellen bei Zimmertemperatur vermehren können, wodurch die zur Infektion notwendigen hohen Keimzahlen – im Gegensatz zu Typhus – erreicht werden. Die Inkubationszeit beträgt nur einen Tag. Es folgen Erbrechen und Durchfall über 1-3 Tage. Die Erreger lassen sich im Stuhl nachweisen. Zur Bakteriämie kommt es nur in Ausnahmefällen: Säuglinge, Resistenzschwäche. Bei unkompliziertem Verlauf keine Antibiotikumgabe. Keine Immunität! Die Ausscheidungsdauer beträgt einige Tage bis Wochen. Drei negative Stühle dienen als Kontrolle!

Yersinia enterocolitica (meldepflichtig)

Das Krankheitsbild erinnert aufgrund der Darmkoliken an eine Appendizitis, wobei Übelkeit und Diarrhoe zusätzlich auftreten können. Einige Wochen nach der akuten Erkrankung können Gelenkbeschwerden und andere Autoimmunkrankheiten auftreten. Der Erregernachweis erfolgt aus dem Stuhl. Antibiotische Behandlung ist nur bei septischen Verläufen angezeigt!

Campylobacter jejuni/coli

Erregerreservoir sind Tier (Geflügel, Haustiere) und Mensch. Die Infektion erfolgt über Kotreste oder nicht pasteurisierte Milch. Besonders Kleinkinder und Jugendliche werden infiziert. Die Erkrankung verläuft mit hohem Fieber und allgemeinem Krankheitsgefühl. Die Durchfälle beginnen nach eintägigem fieberhaftem Prodromalstadium (Anfangsstadium) plötzlich, enthalten oft Blut und Leukozyten. Das Bild kann ein akutes Abdomen vortäuschen. Die Erkrankung dauert etwa drei Tage. Die Ausscheidungsdauer beträgt 2-7 Wochen.

Lebensmittelvergiftung durch Clostridien

In verdorbenen (sich hochwölbenden) Konserven kann es zur Vermehrung von Clostridium botulinum kommen, die das lebensgefährliche Botulinumtoxin (durch 15 Minuten Kochen zerstörbar) bilden. Das Toxin wird im gesamten Verdauungstrakt resorbiert und führt zu Muskellähmungen. Wird nicht sofort mit Antitoxin behandelt, so kommt es zum Tod durch Atemlähmung.

Enterotoxin bildende Clostridium perfringens Stämme können in hoher Keimzahl in Nahrungsmitteln vorkommen und nach etwa 10-stündiger Inkubationszeit Durchfall und Erbrechen von zwei Tagen Dauer auslösen.

Enteropathogene Protozoen

Amoeben

Entamoeba histolytica
Etwa 10-30 μm große rundliche Parasiten, die sich mikroskopisch bei entsprechender Übung im Stuhlausstrich leicht nachweisen lassen. Die Übertragung erfolgt über fäkalkontaminiertes Wasser oder Lebensmittel (besonders tropische Entwicklungsländer), auch über Fliegenkot. Die Infektion führt zu sich wiederholenden Episoden mit z.T. blutigen Durchfällen und Bauchschmerzen. Entamoeba histolytica kann die Darmwand durchdringen und zu Darmulzerationen führen und als Komplikation über die Blutbahn zu Organabszessen führen (Leber).

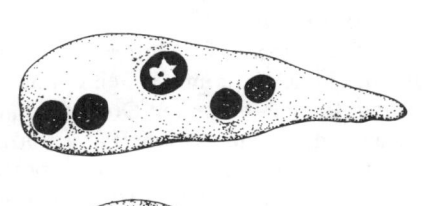

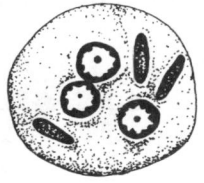

Abb. 19: *Entamoeba histolytica schematisch. Oben: Darmwand durchdringende, vermehrungsfähige Form mit vier phagozytierten (gefressenen) Erythrozyten. Unten: unbewegliche Cystenform*

Therapie: Metronidazol (Clont).

Diagnose: Direktpräparat des frischen, möglichst noch warmen Stuhles!

> *Merke:* Verdacht auf Amoeben besteht immer nach Auslandsaufenthalten in Ländern mit niedrigem Hygienestandard!

Andere Amoebenarten
Entamoeba coli und Jodamoeba bütschlii werden als apathogen angesehen. Sie können die Darmwand nicht durchdringen. Blastocystitis hominis und Entamoeba hartmanni werden als fakultativ pathogen angesehen.

Flagellaten

Lamblia intestinalis

Etwa 10-20 µm große, birnenförmige Parasiten, die an einem Ende mit 8 Geißeln ausgestattet sind. Lamblien können Durchfälle auslösen, wobei insbesondere hohe Parasitenzahlen als ursächlich anzusehen sind. Übertragung erfolgt über kotkontamierte Lebensmittel und Wasser.

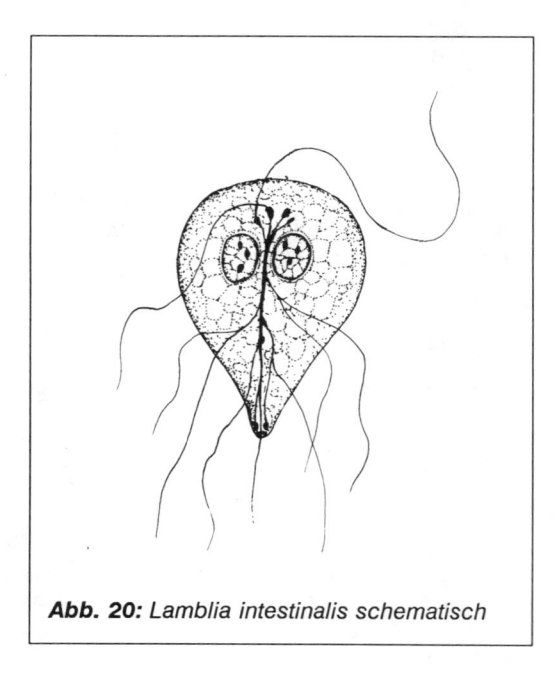

Abb. 20: Lamblia intestinalis schematisch

Therapie, Diagnose und Verdacht wie bei Amoeben!

10. Menschenpathogene Viren

Allgemeines

Grösse: 0,02 - 0,4 µm (Mikrometer = 1 Millionstel Meter), also etwa 10-100 mal kleiner als Bakterien; Viren sind im Lichtmikroskop (1000-fache Vergrößerung) nicht mehr zu erkennen; im Elektronenmikroskop lassen sie sich jedoch darstellen.

Vermehrung: Grundsätzlich nur *intra*zellulär! Zellen, die ein bestimmtes Virus an die Zelloberfläche binden (Adsorption), es eindringen (Penetration) lassen, seine Erbinformation freilegen (Uncoating), diese Erbinformation in neue Virusbestandteile übersetzen (Transkription) und die Synthese von neuen Viruspartikeln zulassen, werden permissive Wirtszellen dieses Virus genannt. Verschiedene Viren haben unterschiedliche Wirtszellen. Nach der Synthese von – im allgemeinen – 100ten von Viruspartikeln werden die Viren aus der Zelle ausgeschleust, wobei die Zelle im allgemeinen an der "Durchlöcherung" stirbt.

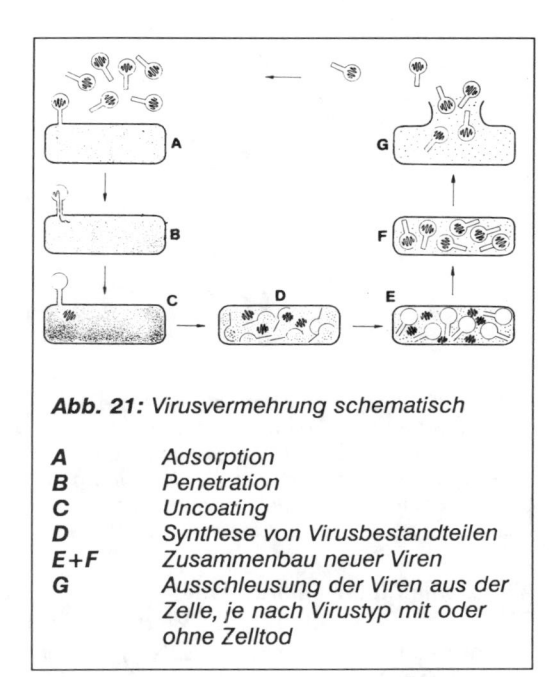

Abb. 21: *Virusvermehrung schematisch*

A	Adsorption
B	Penetration
C	Uncoating
D	Synthese von Virusbestandteilen
E+F	Zusammenbau neuer Viren
G	Ausschleusung der Viren aus der Zelle, je nach Virustyp mit oder ohne Zelltod

Nicht in jedem Fall allerdings kommt es zur Virusvermehrung in der Wirtszelle, sondern die Viruserbinformation kann in der Zelle unübersetzt oder nur teilübersetzt überwintern, wobei die Zelle überlebt, sich aber manchmal in ihrem Verhalten verändert, d.h. transformiert wird. Können Viren auf diese Weise normale Zellen zu andauernder Teilung anregen, d.h. können Virusinfektionen auch beim Menschen Krebs hervorrufen? Diese Frage und HIV lassen die Viren heute so bedeutsam erscheinen.

Aufbau

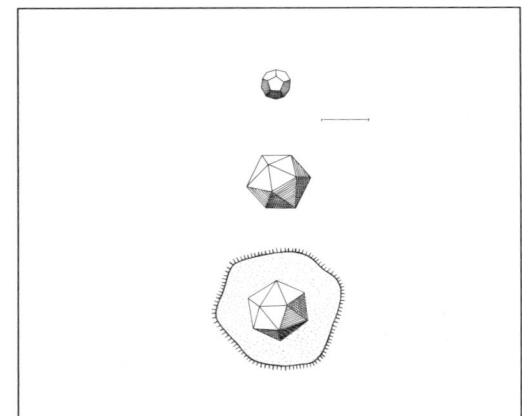

Abb. 22: Zwei Viren ohne (oben) und ein Virus mit (unten) Lipidmembranhülle. Der typische Aufbau eines Capsids aus 20 gleichseitigen Dreiecken (kommt der Kugelform am nächsten) ist deutlich zu erkennen

Viren *ohne* Lipidmembranhülle
Minimaler Bestandteil aller Viren ist ihre Erbinformation (RNA oder DNA), die in einer Proteinkapsel (Capsid) verpackt ist. Mit dieser Minimalausstattung begnügen sich:
- Rhinoviren (mehr als 100 Serotypen): Schnupfen
- Adenoviren (etwa 40 versch. Serotypen): Schnupfen, Pneumonie, Kon- junktivitis, Gastroenteritis
- Enteroviren (Eintrittspforte Darm, Virusausscheidung im Stuhl)
  - Polioviren: meist grippeähnliche Erkrankung, selten irreversible Lähmungen
  - Coxsackieviren: meist nur fieberhafte uncharakteristische Erkrankung; in Einzelfällen Herpangina, Hand-Fuß-Mund-Krankheit, Muskelentzündung (besonders Interkostal- und Herzmuskulatur), Meningitis
  - Echoviren: grippeähnliche Erkrankungen, Gastroenteritis, Myokarditis, Meningitis
  - Hepatitis A Virus: durch Schmierinfektion übertragene Hepatitis
- Rotavirus: Gastroenteritis besonders bei Kindern
- Warzenviren: Warzen an Händen, Füßen, Geschlechtsteilen

Alle diese Viren sind sehr *umweltresistent.* Diese Viren können nur durch drastische Maßnahmen wie Kochen (5 Minuten), Aldehydbehandlung oder Chlorierung zerstört (inaktiviert) werden.

Viren mit Lipidmembranhülle
Diese Viren besitzen außerhalb ihres Capsids noch eine Hülle, die aus der Membran ihrer Wirtszelle mit eingelagerten Virusproteinen besteht. Beim Verlassen der Zelle legen diese Viren die Zellmembran wie einen Mantel um sich. Die Virusproteine in der Hülle dienen der Adsorption und Penetration in die Wirtszelle. Wird die Hülle zerstört, so sind die Viren inaktiviert, d.h. sie können keine Wirtszelle mehr befallen. Da die Zellmembran aus einer Doppellipidschicht besteht, läßt sie sich durch Alkohol oder andere Fettlösungsmittel auflösen - wie Fett im Wasser durch Spülmittel. Folgende Viren besitzen eine Zellmembranhülle:

- Influenzaviren: Grippe-Pandemien (1919 20 Millionen Tote! verheerendste Seuche in der Menschheitsgeschichte!)
- Masernvirus
- Mumpsvirus
- Parainfluenzaviren (4 Serotypen): besonders bei kleinen Kindern häufige Infektionen; in Einzelfällen schwere Verläufe mit Laryngotracheobronchitis = **Pseudokrupp** (inspiratorisches Juchzen und bellender Husten (inspiratorisches Juchzen und bellender Husten, Erstickungsgefahr!)
- RS-Virus: besonders bei kleinen Kindern häufige (z.T. lebensgefährliche) Infektionen des Respirationstraktes
- Rötelnvirus (gehört zur Familie der Togaviren)

- Herpesviren:
  - HSV 1 = Herpes labialis
  - HSV 2 = Herpes genitalis
  - VZV = Varizellen-Zoster Virus
  - EBV = Epstein-Barr Virus
  - CMV = Cytomegalie Virus
- HIV = Human Immunodeficiency Virus: AIDS
- FSME = Frühsommer-Meningoenzephalitis Virus
- Tollwutvirus
- Pockenvirus
- Coronaviren: neben Rhinoviren häufigste Schnupfenerreger
- Gelbfiebervirus (Flavivirus = Untergruppe der Togaviren)

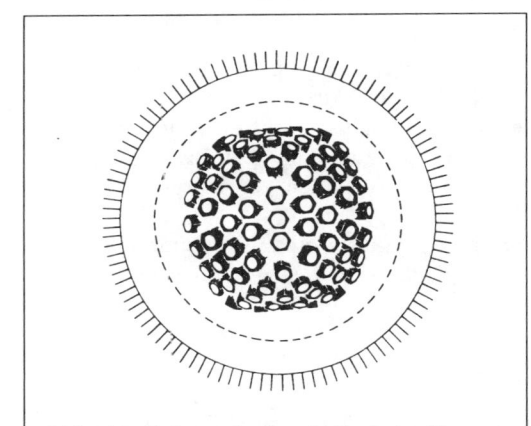

Abb. 23: *Schematischer Aufbau der Herpesviren, innen Capsid, außen Lipidmembranhülle*

Diese Viren können durch Alkohol inaktiviert werden! Zudem sind sie sehr anfällig gegen Austrocknung, so daß sie außerhalb des Körpers schnell ihre Infektiosität verlieren. Halbstündiges Erwärmen auf 56° C (sogenannte Seruminaktivierung) führt ebenfalls zur Inaktivierung dieser Viren.

Körperabwehr gegen Viren

Im Unterschied zu Bakterien, wo Antikörper hauptsächlich eine die Phagozytose unterstützende Funktion besitzen, können Antikörper gegen Viren vollständige Immunität verleihen. Diese sogenannten neutralisierenden Antikörper richten sich gegen diejenigen Proteine auf der Virusoberfläche, die für das Anhaften (Adsorption) an der Wirtszelle unentbehrlich sind. Somit können die Antikörper allein das Virus inaktivieren.

Auf diese Weise können Antikörper im Blut ein Vordringen des Virus zu seinem Zielorgan (von der Viruskrankheit betroffenes Organ) vollständig unterbinden.

Merke: Gegen alle Viruserkrankungen, die mit einem Vordringen des Virus über das Blut zum Zielorgan einhergehen, erwirbt man nach durchgemachter Virämie lebenslange Immunität. Dazu gehören die sogenannten Kinderkrankheiten Masern, Röteln, Mumps und Windpocken.
Bei der Erstinfektion (z.B. Masernvirus) dringt das Virus über den Rachenraum und die Lymphwege ins Blut (Virämie), bevor ausreichend viele Antikörper vorhanden sind, um das Virus vollständig zu neutralisieren. Milliarden von Viren befallen die Zielorgane, u.a. Gefäßwände, Hautzellen, Lymphozyten, Makrophagen, Leber, Lunge, Milz, manchmal auch das Gehirn. Hunderte von Viren werden aus jeder sterbenden Zelle freigesetzt.

> Erst die massive Antikörperbildung setzt der weiteren Ausbreitung der Viren ein Ende. Die neutralisierten Viren werden von den Makrophagen verdaut. Damit sind aber noch nicht die Viren aus allen Körperzellen beseitigt. Die Freßzellen unter den T-Lymphozyten suchen alle Körperzellen ab, ob sie Virusproteine in ihrer Zellmembran tragen. Ist dies der Fall, so werden diese Körperzellen vernichtet und mit ihnen die intrazellulären Viren.
>
> *Aber:* Viren, die *latent* in der Zelle vorliegen, also keine Virusproteine in die Zelloberfläche einbauen, können von der Körperabwehr nicht beseitigt werden, da das Immunsystem die virusinfizierten Zellen nicht erkennt. Es kommt in diesem Fall zur *Persistenz* des Virus, was sicher nachgewiesen ist bei allen Herpesviren und bei HIV. Latente Viren können wieder ins Synthesestadium übergehen und erneut zu Erkrankungen führen: Herpes labialis, Herpes zoster, CMV-Pneumonie, AIDS.

Jahreszeitliche Schwankungen der Infektionshäufigkeit

Manche Virusinfektionen zeigen epidemisches Auftreten, wobei es zu charakteristischen jahreszeitlichen Häufungen kommt, über deren Ursache aber nichts bekannt ist.

- Juli bis September: Enterovirusinfektionen
- Winter: Rhinoviren, Coronaviren, Influenzaviren, Masernvirus, Parainfluenzavirus, RS-Virus

Diagnostik von Viruserkrankungen

Während bei Bakterien die Anzüchtung im allgemeinen sehr einfach, schnell und billig auf Agarplatten durchführbar ist, ist die Anzüchtung von Viren langwierig und teuer, da in jedem Falle Zellkulturen verwendet werden müssen. Daher ist die Virusanzüchtung Spezialfällen vorbehalten, während die Serologie, d.h. der Nachweis von virusspezifischen Antikörpern im Serum des Patienten, den Regelfall darstellt!

> *Merke:* Zur Virusdiagnostik wird immer BLUT eingeschickt, wobei 5 ml Vollblut (ohne Antikoagulantienzusatz!) in den meisten Fällen voll ausreichend ist.

Ausnahmen: Virusanzüchtungen sind bei folgenden Verdachtsdiagnosen angezeigt:

- Herpesbläschen (Lippe, Vagina): Bläscheninhalt einschicken
- virale Menigitis: Stuhl einschicken zur Enterovirusanzüchtung (zusätzlich Blut und Liquor einschicken zur Herpestiterbestimmung!)
- CMV-Infektion des Neugeborenen: Urin einschicken zur CMV-Anzüchtung

Hepatitis B

Virusaufbau: Der innere Teil des Capsids enthält das Core-Antigen (HBc) und das e-Antigen (HBeAg), der äußere Teil des Capsids besteht aus dem Surface Antigen (HBsAg). Im Serum findet man entweder das Antigen oder den dazugehörigen Antikörper, aber so gut wie nie beides!

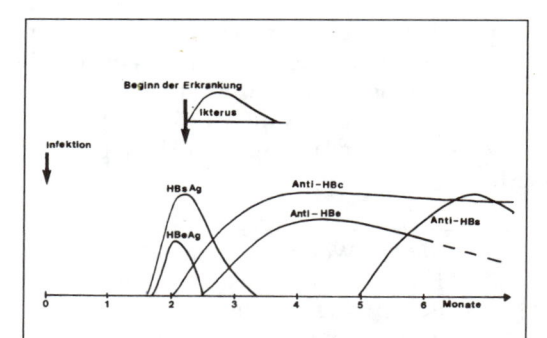

Abb. 24: Antigen- und Antikörperverlauf bei Hepatitis B Virusinfektion in Abhängigkeit von der Zeit nach Infektion. Bei Beginn der Erkrankung ist die Virusvermehrung in der Leber am größten, erst jetzt setzen Abwehrmaßnahmen des Körpers ein

> *Merke:* HBeAg im Serum bedeutet: der Patient ist infektiös !!!

Im Verlauf der Erkrankung wird das e-Antigen zuerst vom Körper eliminiert, d.h. man findet dann statt des Antigens (HBeAg) den Antikörper (AntiHBe) im Serum.

> *Merke:* HBsAg im Serum bedeutet: die Krankheit ist noch aktiv (Leberzellen produzieren noch Virusteile).

AntiHBs im Serum spricht für vollständige Genesung. Der Patient ist mit Sicherheit nicht mehr infektiös, d.h. es finden sich keine Viruspartikel mehr im Blut.

> *Merke:* AntiHBc IgG zeigt eine stattgefundene HBV-Infektion an.

AntiHBc IgG erscheint gleich zu Beginn der Erkrankung und bleibt lebenslänglich erhalten. AntiHBc IgM und AntiHBe verschwinden bei gutartigem Krankheitsverlauf nach einigen Monaten, AntiHBs nach einigen Jahren.

Infektionsweg

Geringste Mengen von Blut oder Blutprodukten, die unter die Haut gespritzt werden:

- **Nadelstichverletzung !!!**
- Bluttransfusion (heute auf HBsAg überprüft, daher Infektionsrisiko hier gering)
- (Infektiosität von Sperma und Speichel wesentlich geringer, nicht vernachlässigbar)

Verbreitung: etwa 1% aller Krankenhauspatienten sind Hepatitis B Virus (HBV)-Träger, d.h. ihr Blut ist infektiös! Das Infektionsrisiko für das Krankenhauspersonal ist also sehr hoch!

> *Merke:* unbedingt Schutzimpfung durchführen !!!

Krankheitsbild

Einziges Zielorgan des HBV ist die Leber! Die Inkubationszeit beträgt etwa 1-6 Monate. Drei verschiedene Krankheitsverläufe lassen sich unterscheiden:

- in 90% der Fälle keine Symptome oder nur kurzzeitiger Ikterus (Gelbsucht): HBeAg und HBsAg werden nach einigen Wochen eliminiert, d.h. durch AntiHBe bzw. AntiHBs ersetzt. Patienten mit AntiHBs sind nicht infektiös!

- in 10% der Fälle chronisches Stadium mit erhöhten Leberwerten. HBsAg (und evtl. auch HBeAg) bleiben nachweisbar, d.h. es werden nicht ausreichend Antikörper gebildet. Dieses chronische Stadium kann zur Leberzirrhose führen.

- unter 1% der Fälle verlaufen mit fulminanter, tödlicher Leberentzündung

Therapie

bisher keine bekannt.

Diagnose

Blut oder Serum einschicken! Antigene oder Antikörper werden grundsätzlich mit Radioimmunassay oder ELISA nachgewiesen. Beide Teste arbeiten nach dem Sandwichprinzip: an Plastikgefäßinnenwand fixiertes Antigen (HBV-Antigen) bindet Antikörper aus dem Patienten-Serum, was nach Spülen sichtbar gemacht wird durch Zugabe von markiertem (Enzym oder radioaktiv) Antihuman-Antikörper (z.B. vom Kaninchen). Sandwichteste sind sehr empfindlich und sehr teuer und werden bei HIV, Herpesviren, Masern, Mumps und Röteln verwendet.

Impfung

Hepatitis B Virus läßt sich bisher nicht in Zellkulturen vermehren, was eine Impfstoffentwicklung sehr erschwert und verteuert hat. Geimpft wird heute mit dem Oberflächenantigen (HBsAg), das entweder über Bakterienkulturen hergestellt wird oder aus dem Blut von chronisch HBV-Infizierten. Wie bei jeder Totimpfung wird zur Boosterung (Erhöhung) der Antikörperantwort dreimal geimpft:

- 1. Impftermin
- 1 Monat später
- 1 Jahr später!

> *Merke:* Nach der Impfung findet man nur AntiHBs im Blut des Impflings, kein AntiHBc, womit man die Impfung von einer durchgemachten Infektion (AntiHBc vorhanden) unterscheiden kann. Der AntiHBs-Titer muß alle zwei Jahre kontrolliert, und bei Unterschreitung von 100 IE/ml aufgefrischt werden, um sichere Immunität zu gewährleisten.

Sofortmassnahmen bei Nadelstich mit blutkontaminierter Kanüle

Blutabnahme bei Spender und Empfänger (Gestochener). *Sofort* im Labor anrufen und Schnelltest bestellen. Blut mit Taxi zum Labor schicken. Möglichst innerhalb von 6 Stunden nach Stichverletzung den Gestochenen mit Hyperimmunglobulin passiv impfen, wenn der Gestochene keinen AntiHBs (oder AntiHBc) Titer aufweist und der Spender HBsAg positiv ist.

> *Merke:* Wer beim ersten Nadelstich glimpflich davongekommen ist (Spender HBsAg negativ) sollte nicht bis zum zweiten Nadelstich warten, bevor er sich impfen läßt! Ein Nadelstich kommt selten allein!

Hepatitis A

Infektionsweg: fäkal-oral von Mensch zu Mensch, aber vorwiegend über Lebensmittel oder Trinkwasser (Entwicklungsländer)

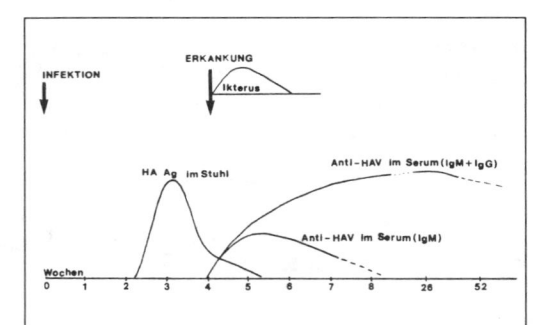

Abb. 25: *Zeitlicher Antigen- und Antikörperverlauf bei Hepatitis A- Infektion (typisch für alle Virusinfektionen mit lebenslanger Immunität, z.B. virale Kinderkrankheiten)*

Krankheitsbild: Mehr als die Hälfte aller Infektionen verläuft subklinisch. Tritt ein Ikterus auf, so ist er im allgemeinen von kurzer Dauer. Chronische Verläufe wie bei der Hepatitis B kommen nicht vor. Das Virus wird während der Inkubationszeit (2-4 Wochen) und Krankheitsphase über den Stuhl ausgeschieden.

Diagnose: AntiHAV-IgG und AntiHAV-IgM Nachweis im Serum!

Hepatitis Non-A Non-B

Sammelbegriff für Leberentzündungen, die durch Viren ausgelöst werden, die weder mit dem Hepatitis A noch dem Hepatitis B Virus verwandt sind. Solche Hepatitiden, die in chronische Verlaufsformen übergehen können, werden in Deutschland nach Bluttransfusionen beobachtet (etwa 80% aller Posttransfusionshepatitiden).

Röteln

Harmlose Kinderkrankheit mit leichtem Fieber, Lymphknotenschwellung (retroaurikulär=hinter den Ohren) und fleckförmigem Exanthem, das ausbleiben kann oder mit Masern, Scharlach oder unspezifischen Virusexanthemen verwechselt werden kann. Der Kontagionsindex (Ansteckungsrate) ist geringer als bei Masern, so daß etwa 10% der jungen Erwachsenen keine Immunität gegen Röteln erworben haben.

Rötelnembryopathie

Infiziert sich eine nichtimmune Mutter während der ersten 4 Schwangerschaftsmonate, so wird das Ungeborene über den Blutweg mitinfiziert. Bei Infektion im ersten Monat kommt es in etwa 50% zur Rötelnembryopathie: Hirn- und Herzmißbildungen, Taubheit, Katarakt u.a.

Das Mißbildungsrisiko sinkt, je später die Rötelninfektion erfolgt (25% im 2., 15% im 3. und 10% im 4. Schwangerschaftsmonat).

Diagnose

Immer über IgM Nachweis im Serum der Mutter. Nie allein aufgrund der Klinik (rötelnähnliches Exanthem), da es hier zu häufigen Fehldiagnosen kommt und möglicherweise zu ungerechtfertigten Schwangerschaftsabbrüchen.

Prophylaxe

Impfung aller Mädchen vor der Geschlechtsreife mit attenuiertem Rötelnvirus (=Lebendimpfung), wodurch ein lang anhaltender schützender Antikörpertiter erreicht wird.

Masern

Kinderkrankheit mit fast 100%igem Kontagions- (Ansteckungsrate) und Manifestationsindex (Erkrankungsrate nach Infektion).

Krankheitsbild

Etwa 10-12 Tage nach Infektion kommt es zu Fieber und katarrhalischen Erscheinungen. Drei Tage später tritt zunächst an den Wangen, dann am Kopf und am ganzen Körper ein großflächiges Exanthem (Antikörper erscheinen zur gleichen Zeit) auf, das durch die Reaktion der T-Lymphozyten mit den Virusinfizierten Haut- und Gefäßzellen bedingt ist. Das Masernvirus vermehrt sich massiv in den Lymphozyten und Makrophagen, womit sich Lymphopenie (Absinken der Lymphozytenkonzentration im Blut) und Verlust der Tuberkulinempfindlichkeit erklären lassen.

Komplikationen

- Otitis media, Bronchopneumonie (10% der Erkrankten)
- Masernenzephalitis (Häufigkeit 1:2000, 25% tödlich, häufig Spätschäden)

Impfung

Heute (zusammen mit Röteln und Mumps) Lebendimpfung nach Vollendung des ersten Lebensjahres möglich mit langanhaltendem Impfschutz.

Mumps

Kinderkrankheit mit nur etwa 70%igem Kontagions- und einem Manifestationsindex von deutlich unter 100%, d.h. die Durchseuchung im Kindesalter ist unvollständig und viele infizieren sich und erwerben Immunität, ohne zu erkranken. Wegen der hohen Komplikationsrate der Erkrankung ist die Impfung zu empfehlen! Mumps verläuft meist mit einer schmerzhaften Speicheldrüsenentzündung (Parotitis). Die Hälfte der Meningitisfälle verläuft allerdings ohne Parotitis, was die Diagnose außerordentlich erschweren kann.

Komplikationen

- seröse (d.h. nicht-eitrige) Meningitis bei etwa 10%!
- Enzephalitis bei etwa 3%
- Hodenentzündung bei 25% aller Mumpsinfizierten Männer, die Sterilität selten, einseitige Hodenatrophie aber häufig nach sich zieht
- Pankreatitis bei 5-10% der Erkrankten
- bei Frauen Entzündung der Ovarien oder Brustdrüsen (5%)

Herpes-Viren

Alle menschenpathogenen Viren der Herpesgruppe haben eine gemeinsame Eigenschaft: *Lebenslange Persistenz!* Herpes simplex und Varizellen-Zoster Virus persistieren in Nervenganglien, Epstein-Barr-Virus in Lymphozyten und Speicheldrüsen und Cytomegalie-Virus in Lymphozyten und Knochenmark. Dabei bleiben die Viren im allgemeinen latent, d.h. ohne Krankheitszeichen. Bei Immunschwäche oder anderen Störungen können sie aus dieser Latenz ausbrechen und zu klinischen Erscheinungen führen, wobei eine generalisierte Ausbreitung über das Blut von den dort vorhandenen Antikörpern jedoch in fast allen Fällen verhindert wird.

Herpes simplex

Man unterscheidet HSV 1 (bevorzugt an der Lippe) und HSV 2 (bevorzugt im Genitalbereich). Über 90% der Erwachsenen sind mit HSV 1 infiziert, bei HSV 2 sind es nur etwa 20%. Jeder dritte Infizierte ist von Rezidiven betroffen.

HSV 1

Bei der Erstinfektion ist die Mundschleimhaut betroffen, wobei die Infektion meist inapparent, selten als Gingivostomatitis (ulcerierende, schmerzhafte Bläschen in der Mundhöhle) verläuft. Über die Epithelzellen dringt das Virus in die lokalen Nervenganglien vor, und persistiert dort, wobei die Virus-DNA in der Ganglionzelle vorliegt, ohne daß sich Virusproteine auf der Zelloberfläche zeigen. Auf diese Weise sind sie vor dem Zugriff der zelltötenden Lymphozyten geschützt.

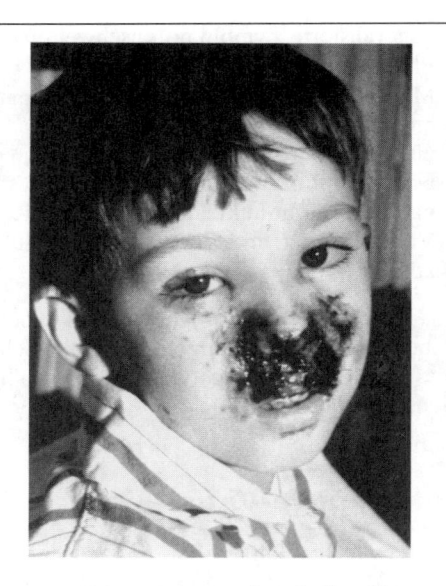

Abb. 26: Ausgedehnter chronischer Herpes labialis bei einem immungeschwächten Kind (mit freundlicher Genehmigung der Dt. Welcome GmbH)

Bei Sonneneinstrahlung, Hormoneinflüssen, psychischen Belastungen, Immunsuppression u.a. kommt es zur Reaktivierung des Virus: Von Zelle zu Zelle – unter Umgehung des Blutkreislaufes – gelangt das Virus zurück auf die Haut im Versorgungsbereich des Nerven: Lippe (daher der Name Herpes labialis), Gesichtshaut allgemein, Hornhaut des Auges (Herpeskeratokonjunktivitis)!

In seltenen Fälle kann eine Primärinfektion oder eine Reaktivierung zur lebensgefährlichen *Herpesenzephalitis* führen, die man heute durch rechtzeitige Gabe (schon bei Verdacht) von *Acyclovir* (Zovirax) erfolgreich bekämpfen kann.

HSV 2

Die HSV 2 Infektion ist bevorzugt im Genitalbereich (Herpes genitalis) lokalisiert und rezidiviert wie der Herpes labialis. Bei der Geburt kann sich das Neugeborene *im Geburtskanal* infizieren, was zur tödlichen generalisierten Herpesinfektion des Kindes führen kann:

Befall der Haut, innerer Organe und des Hirns (etwa jedes 10 000ste Neugeborene). Dabei ist das Kind besonders bei einer Primärinfektion der Mutter gefährdet: keine mütterlichen Herpesantikörper vorhanden, die durch die Plazenta auf das Kind übertragen werden. Beim rezidivierenden Herpes genitalis sind bei der Mutter reichlich Antikörper vorhanden, die das Kind vor einer Ausbreitung des Herpesvirus über sein Blut schützen.

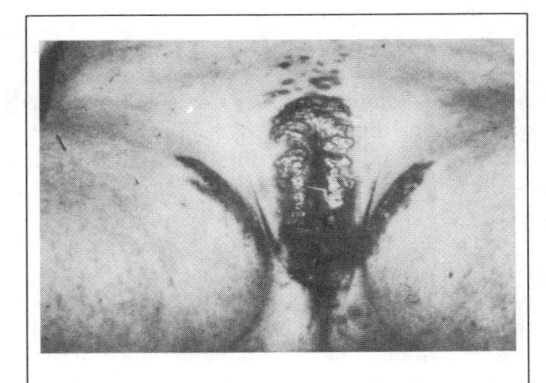

Abb. 27: Herpes genitalis beim Kind

Varizellen-Zoster-Virus

Über 90% aller Erwachsenen haben eine Infektion mit VZV durchgemacht, wobei es nicht in jedem Fall zum Ausbruch der Krankheit kommen muß.

Primärinfektion

Windpocken. Nach einer Inkubationszeit von 10-20 Tagen kommt es zum Auftreten des Exanthems im Gesicht und am Stamm, weniger an den Extremitäten: Knötchen und Bläschen treten dabei gleichzeitig nebeneinander auf.

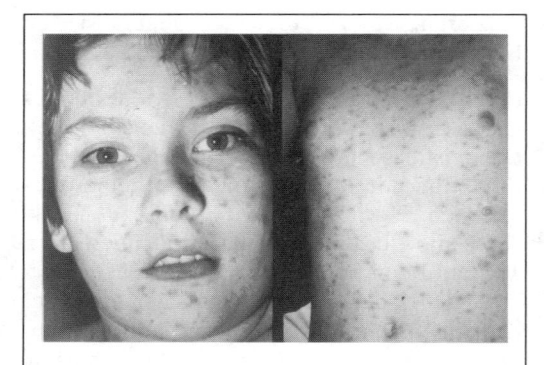

Abb. 28: Windpocken

- generalisierte Lymphknotenschwellung
- Pharyngitis
- Milzvergrößerung und leichte Hepatitis, manchmal mit Ikterus
- ein hoher Prozentsatz an atypischen, großen Lymphozyten im Blutbild, den sogenannten mononukleären Zellen, die zur Verwechslung mit einer Leukämie führen können

Die Krankheit dauert ungefähr zwei Wochen, wobei danach noch längere Zeit ein Schwäche- und Krankheitsgefühl bis zur völligen Genesung besteht.

Hat eine Schwangere *bei der Geburt* Windpocken und noch keine Antikörper im Blut, so kann es beim Kind im Geburtskanal zur tödlichen Infektion kommen.

Rezidiv

Gürtelrose. Jeder zweite wird im Laufe seines Lebens einmal oder mehrmals von der Gürtelrose befallen. Dabei kommt es zur Entzündung von Ganglienzellen (Ausbruch des Virus aus der Latenz), die sehr schmerzhaft ist und oft von einem Exanthem im – vom Ganglion – versorgten Hautbereich begleitet ist.

Therapie: Acyclovir.

Epstein-Barr-Virus

Durchseuchung erreicht weltweit vor Erreichen des Erwachsenenalters über 80%. Die Übertragung erfolgt durch Speichel (kissing disease) oder Blut. Bei etwa der Hälfte der erst im Erwachsenenalter Infizierten kommt es zum Krankheitsbild der *Infektiösen Mononukleose:*

- hohes Fieber mit wiederholten Schüben

Cytomegalie-Virus

Nur etwa die Hälfte aller Erwachsenen hat eine CMV Infektion durchgemacht. Die Infektion verläuft nur selten mit klinischen Erscheinungen, die einer Mononukleose (siehe oben) ähneln.

CMV in der Schwangerschaft

Während die Primärinfektion mit diesem Virus nach der Geburt im allgemeinen harmlos ist (Ausnahme: Immunsupprimierte), stellt die intrauterine Infektion eine große Gefahr für das Ungeborene dar. Macht die Mutter eine *primäre* CMV Infektion *während der Schwangerschaft* durch, so kommt es etwa bei jeder 10ten zu einer Übertragung durch die Plazenta auf das Kind. Diese Kinder entwickeln nach der Geburt rasch eine Gelbsucht (Leberschädigung) und scheiden CMV in großen Mengen im *Urin* (Einschicken zur Diagnostik!) aus. Die Spätfolgen sind Hirnschäden verschiedenen Ausmaßes. Dabei kann es auch zu nur minimalen Retardierungen kommen, die erst im Schulalter auffallen.

HIV

Das Virus wird auf dem Blutweg (größere Blutmengen erforderlich als bei Hepatitis B) oder sexuell (besonders Analverkehr) übertragen. Etwa die Hälfte aller HIV-infizierten Schwangeren übertragen HIV auf das Ungeborene. Das Virus besitzt eine *geringere Infektiosität als das Hepatitis B Virus,* persistiert aber lebenslang, so daß *alle HIV-Infizierten als infektiös anzusehen* sind. Übertragung von HIV durch Tröpfchen-, Schmierinfektionen oder Mücken kommen in der Praxis nicht vor. Nadelstiche im Krankenhaus haben einmindestens 100fach geringeres Infektionsrisiko als bei Hepatitis B Virus.

Bei Drogensüchtigen werden offenbar beim Nadeltausch größere Mengen Blut injiziert als beim Nadelstich im Krankenhaus. Bisher hat sich in den westlichen Ländern HIV nicht wesentlich über die Hauptrisikogruppen Homosexuelle und Drogenabhängige ausgebreitet. Blutkonserven werden seit einigen Jahren auf HIV-Antikörper überprüft, womit eine Ansteckung auf diesem Weg - wie früher bei Blutern - unwahrscheinlich ist.

Mit der HIV-Infektion verbundenes Krankheitsbild

- *Stadium I:* einige Wochen nach der Infektion Mononukleose-ähnliche Symptome, die bei der Mehrzahl der Infizierten jedoch fehlen.

- *Stadium II:* latente Infektion ohne Krankheitssymptome

- *Stadium III:* generalisierte Lymphknotenschwellung

- *Stadium IV:* AIDS = Aquired Immundeficiency (Erworbene Immunschwäche). Als wichtigste Symptome können auftreten:

  - Immunschwäche mit häufigen Infektionen durch Erreger, die sonst kaum zu einer Krankheit führen können
  - Hirnatrophie mit Persönlichkeitsveränderung
  - rezidivierende Durchfälle
  - Tumoren wie das Kaposisarkom

Bis heute ist nicht bekannt, wieviel Prozent der Infizierten alle Stadien durchlaufen. Man schätzt, daß etwa 50% aller Infizierten innerhalb von 10 Jahren das Stadium IV erreichen und sterben. Ob mehr oder weniger Infizierte an AIDS sterben, wird man erst in einigen Jahren mit größerer Sicherheit sagen können. Nach wie vor ist nicht geklärt, auf welche Weise HIV das Krankheitsbild AIDS auslöst und ob vielleicht noch andere Faktoren - z.B. weitere Infektionen - eine Rolle bei der Entstehung von AIDS spielen.

Poliomyelitis (Kinderlähmung)

Dieses Virus wird nur von Mensch zu Mensch übertragen und im Speichel, vor allem aber im Stuhl in hohen Konzentrationen ausgeschieden. Der Hauptübertragungsweg ist die fäkale Schmierinfektion. Die Hauptsaison dieser Viren sind die Sommermonate (wie bei anderen Enteroviren).

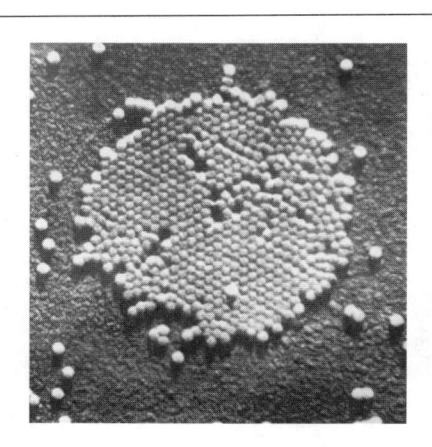

Abb. 29: *Polioviren im Elektronenmikroskop*

Die Mehrzahl aller Infektionen mit Polioviren verläuft asymptomatisch. In einigen Fällen kommt es zu einem grippeähnlichen Verlauf. Nur sehr selten erreicht das Virus über Blut oder Nerven das Rückenmark (Myelitis) oder das Großhirn (Enzephalitis). In solchen Fällen kann es zu bleibenden Lähmungen (z.B. an den Extremitäten) oder zum tödlichen Ausgang kommen.

Die Wahrscheinlichkeit des Auftretens von Lähmungen bei Poliovirus-Infektionen erhöht sich, *je später* im Leben die Erstinfektion erfolgt. In Ländern mit geringem Hygienestandard erfolgt die Durchseuchung schon im Kleinkindesalter durch verunreinigtes Trinkwasser. In Ländern mit hohem hygienischem Standard breitet sich das Poliovirus epidemisch nach langjährigen Ruhephasen aus, wodurch ältere Kinder zum erstenmal mit der Infektion konfrontiert werden. Insofern ist die Poliomyelitis-Häufigkeit mit dem Hygienestandard verknüpft.

Durch Einführung der Schutzimpfung mit abgeschwächten Polioviren (können nicht ins Nervensystem vordringen) in den 60iger Jahren konnte die Poliomyelitis-Häufigkeit in den Industrieländern um 99% verringert werden.

Tollwut (Rabies)

Das Tollwutvirus befällt Warmblüter und den Menschen. In Europa ist der Fuchs der Hauptüberträger unter den Wildtieren, Hund und Katze unter den Haustieren. In Deutschland ist seit über 10 Jahren (dank aktiver und passiver Impfung nach Tierbiß) keine Tollwuterkrankung beim Menschen beobachtet worden, während im Mittelmeerraum, in Indien, China und Afrika immer noch Tausende pro Jahr an dieser Krankheit sterben.

Das Tollwutvirus wird über den Speichel des tollwütigen Tieres übertragen. Im Durchschnitt erkranken nur etwa 10% der durch Biß infizierten Menschen. Das Virus vermehrt sich zunächst im Muskelgewebe an der Bißstelle, erreicht nach etwa 3 Tagen die muskelversorgenden Nerven und wandert im Laufe von Wochen innerhalb der Nervenzellen zum Hirn, von wo es wieder über die Nervenbahnen die Speicheldrüsen und andere Organe erreicht. *Im Blut läßt sich kein Virus nachweisen.*

Die Tollwut verläuft beim Menschen tödlich mit Übererregbarkeit, Krämpfen, Speichelfluß und dem charakteristischen krampfhaften Würgen beim Anblick von Wasser (Hydrophobie). Nach wenigen Tagen tritt der Tod durch Atemlähmung ein. Sofortiges Reinigen der infizierten Wunde mit Wasser, Seife und Alkohol tötet einen Großteil der Viren ab (Virus mit Lipidhülle) und verringert so die Erkrankungswahrscheinlichkeit. Danach wird Hyperimmunglobulin (passive Immunisierung) in die Wunde gespritzt und wiederholt aktiv an der entgegengesetzten Körperseite geimpft.

11. Durch Insekten übertragene Bakterien und Viren

Lyme-Krankheit (Borreliose)

Der Erreger der Borreliose, Borrelia burgdorferi, gehört zu den Spirochäten (spiralförmige Bakterien) wie der Syphiliserreger und wird durch Zeckenbiß übertragen. Zum Verbreitungsgebiet dieser Zecken gehören die Waldgebiete Süddeutschlands. Einige Tage bis Wochen nach einem infektiösen Zeckenbiß tritt eine sich ringförmig ausbreitende, im Zentrum abblassende Hautrötung auf, das Erythema chronicum migrans. Das Erythem ist überwärmt und macht sich durch Jucken oder Brennen bemerkbar. Es kann nach Tagen oder Monaten spontan abheilen. Häufig kommt es zu wiederholtem (rezidivierendem) Auftreten des Erythems. Mit dem Erythem geht ein grippeähnliches Krankheitsgefühl einher: Fieber, Kopf- und Gliederschmerzen. Ähnlich wie bei der Syphilis kann es nach Abheilen dieser Frühsymptome (die auch unbemerkt verlaufen können) zu Spätsymptomen kommen durch Befall des ZNS (Meningitis, Enzephalitis, evtl. mit Paresen), der Gelenke (z.B. rezidivierende Kniegelenksentzündung) oder des Herzens (Rhythmusstörungen, Herzinsuffizienz). Mit Tetracyclin oder Penicillin sollte so früh wie möglich über 10 Tage behandelt werden, um späte Krankheitssymptome zu verhindern, die möglicherweise durch eine Persistenz der Borrelien im Körper ausgelöst werden.

Frühsommer-Meningoenzephalitis (FSME)

Zum Verbreitungsgebiet dieser Viruserkrankung gehören u.a. Süddeutschland, Österreich und die Schweiz. Die Viren (sie gehören wie das Gelbfiebervirus zur Flavivirusgruppe) werden durch Zeckenbiß übertragen besonders in der Zeit zwischen Ende April und Oktober. Die Infektion verläuft meist symptomlos, manchmal mit grippeähnlichen Symptomen und in seltenen Fällen mit einer tödlichen Enzephalitis. Gefährdet sind vor allem Menschen, die sich beruflich oder in ihrer Freizeit viel im Wald aufhalten. Hier ist eine Schutzimpfung angezeigt.

Gelbfieber

Gelbfieber gehört neben Pest, Pocken und Cholera zu den vier Quarantänekrankheiten. Das Gelbfiebervirus wird durch Moskitos (nur in tropischen und subtropischen Gebieten Amerikas und Afrikas) von Mensch zu Mensch übertragen. Nach einer Inkubationszeit von 6 Tagen beginnt die Erkrankung mit einer ersten mehrtägigen Fieberphase (Virämie) und grippeähnlichen Symptomen. Bei voller Ausprägung des Krankheitsbildes steigt das Fieber nach kurzer Besserung nochmals an, wobei jetzt die Zielorgane des Gelbfiebervirus angegriffen werden: Leber, Niere, Blutgefäße. Entsprechend gehören zum Vollbild der Erkrankung Gelbsucht (Ikterus), Nephrose (Zerstörung der Nierentubuli) und schwere Blutungen (besonders der Schleimhäute). Die Krankheit kann in einem hohen Prozentsatz tödlich verlaufen.

Prophylaxe: Aktive Immunisierung mit einem Lebendimpfstoff, in Endemiegebieten Bekämpfung der Moskitos.

12. Mykologie – Lehre von den Pilzen

Pilze vermögen beim gesunden Menschen nur oberflächliche Infektionen auf der Haut oder Schleimhaut hervorzurufen. Im allgemeinen wird man diese Infektionen nur äußerlich mit Antimykotika behandeln. Bei ausgeprägter Resistenzschwäche können manche Pilzarten ins Blut vordringen und zum Befall innerer Organe führen: Lunge, Herz, Hirn. Werden Pilze im Urin gefunden, sollte an die Möglichkeit einer Pilzsepsis gedacht werden (Blutkultur abnehmen!). Zwischen harmloser Pilzbesiedlung und Invasion des Körpers kann man durch den Nachweis hoher Antikörpertiter im Blut unterscheiden.

Sprosspilze

Die Sprosspilze werden auch Hefen genannt. Sie haben eine eiförmige Form, sind etwa $5\mu m$ lang und $4\mu m$ breit und sind grampositiv. Sie vermehren sich durch Sprossung, d.h. eine neue Hefezelle sproßt aus der Mutterzelle heraus. Sie sind im Mikroskop leicht in der 40er Vergrößerung zu erkennen. Sie sind also größer als Bakterien und kleiner als Erythrozyten.

Candida albicans

Bedeutendster Vertreter unter den Hefen und regelmäßig im Sputum und Stuhl anzutreffen.
Hier haben nur Keimzahlen um 1 000 000/ml pathogene Bedeutung. Dagegen muß im Urin bei mehr als 1 000 Hefen/ml immer eine Candidasepsis ausgeschlossen werden (Blutkultur!).

Krankheitsbilder: Die Infektion erfolgt immer endogen!

- Mundsoor (weißer Zungenbelag) und Soor im Windelbereich (Windeldermatitis) bei Säuglingen. Therapie lokal mit Nystatin.
- Candidiasis (Soor) der Vagina (Brennen, Jucken) besonders während der Schwangerschaft und Einnahme von Kontrazeptiva (Östrogene begünstigen Candida-Besiedlung)
- Soor des Ösophagus

Bei ausgeprägter Resistenzschwäche – insbesondere nach längerer Antibiotikagabe – kann es zur Candidasepsis kommen (Urin und evtl. Blutkultur einschicken)

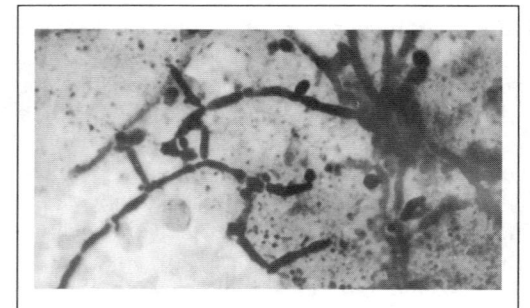

Abb. 30: Candida albicans-Infektion (im Gewebe typische Ausbildung eines Pseudomyzels = langgestreckte, hintereinandergereihte Hefezellen)

Cryptococcus neoformans

Infektion erfolgt exogen über Staub, Vogelkot oder Milch. Bei Resistenzschwäche kann es zur Pneumonie oder sogar zur Meningoenzephalitis kommen

Fadenpilze

Die Fadenpilze bilden Pilzfäden (Myzel), nach deren Aussehen man sie differenzieren kann.

Dermatophyten

Trichophyton: Fußpilz, Nagelinfektion; Übertragung in Schwimmbädern; Feuchtigkeit in Hautfalten begünstigt die Entstehung einer Mykose.

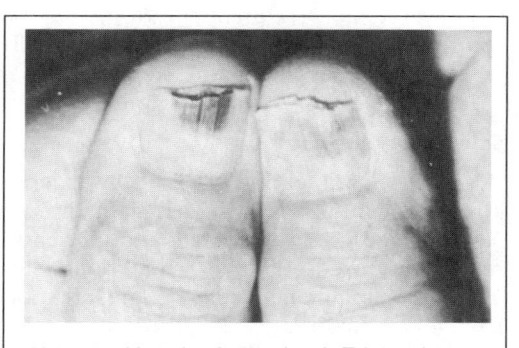

Abb. 31: *Nagelmykose durch Trichophyton verursacht*

Microsporon: befällt die Haare, die 1mm über der Kopfhaut abbrechen, aber später nachwachsen; hochinfektiös! Therapie: lokal Griseofulvin.

Schimmelpilze

Weitverbreitete Saprophyten (z.B. auf Brot und anderen Lebensmitteln), die z.T. Antibiotika (Penicillin) oder Gifte (Aflatoxin) bilden können.

Aspergillus fumigatus: Erreger von Lungenmykosen, Ohrmykosen oder Hautmykosen bei vorgeschädigten Organen.

13. Infektionen durch Parasiten

Toxoplasmose

Erreger: Toxoplasma gondii, ein halbmondförmiger 6-8 μm großer Einzeller (Protozoon), kann alle Warmblüter infizieren und ist weltweit verbreitet. T. gondii vermehrt sich intrazellulär (nur kernhaltige Zellen, also nicht in Erythrozyten). Die Immunantwort des Wirtes hemmt die Ausbreitung des Erregers, der allerdings in Zystenform (50-150 μm Durchmesser mit vielen Toxoplasmen im Innern) im Körper persistieren kann.

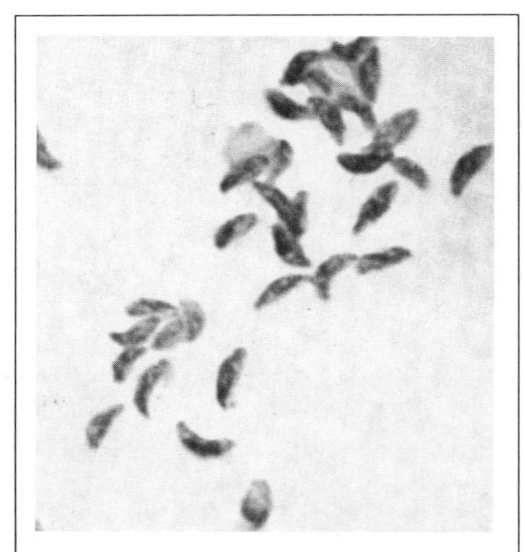

Abb. 32: Toxoplasma gondii im Lichtmikroskop

Übertragung

Nur in Katzen bilden sich Geschlechtsformen aus. Katzenkot ist mit Eiern infiziert, die monatelang überleben können und so auf den Menschen übertragen werden. Außerdem kann T. gondii durch den Verzehr rohen zystenhaltigen Fleisches (z.B. Schweinemett) übertragen werden.

Krankheitszeichen

Die Durchseuchung der Bevölkerung ist hoch (Antikörpertiter im Blut), wobei die Infektionen jedoch in der Regel asymptomatisch verlaufen. In Einzelfällen kann es zu einem mononukleose-ähnlichen Krankheitsbild kommen. Bei Immungeschwächten (AIDS) kann es zu chronischen Verläufen mit unklaren Symptomen (Durchfall, Kopfschmerz, Anorexie) oder sogar zu Meningoenzephalitis, Hepatitis oder Pneumonie kommen.

Schwangerschaft

Bei der *Erst*infektion der Schwangeren kommt es zur Aussaat der Toxoplasmen über das Blut und in etwa 35% zur transplazentaren Infektion des Embryos (Infektion seltener, Folgen schlimmer) oder Feten (Infektion häufiger, Symptome seltener). Kindstod oder chronische Infektion können die Folge sein. Die schlimmsten Folgen sind Hirnverkalkungen, Hydrozephalus und Erblindung, die sich zum Teil erst im Laufe der ersten Lebensjahre ausbilden können. Die Häufigkeit beträgt etwa 1:1000 Lebendgeburten. Bei der Mutter verläuft die Infektion meist symptomlos.

> *Merke:* Schwangere, die *keinen* Antikörpertiter gegen Toxoplasmen haben, sollen sich während der Schwangerschaft von Katzen fernhalten und kein rohes Fleisch essen.

Malaria

Erreger: Plasmodien sind Protozoen, die durch ihre Vermehrung in Erythrozyten beim Menschen Anämie und rezidivierendes Fieber auslösen bei oft chronisch rezidivierendem, zum Teil lebensbedrohlichem Krankheitsbild.

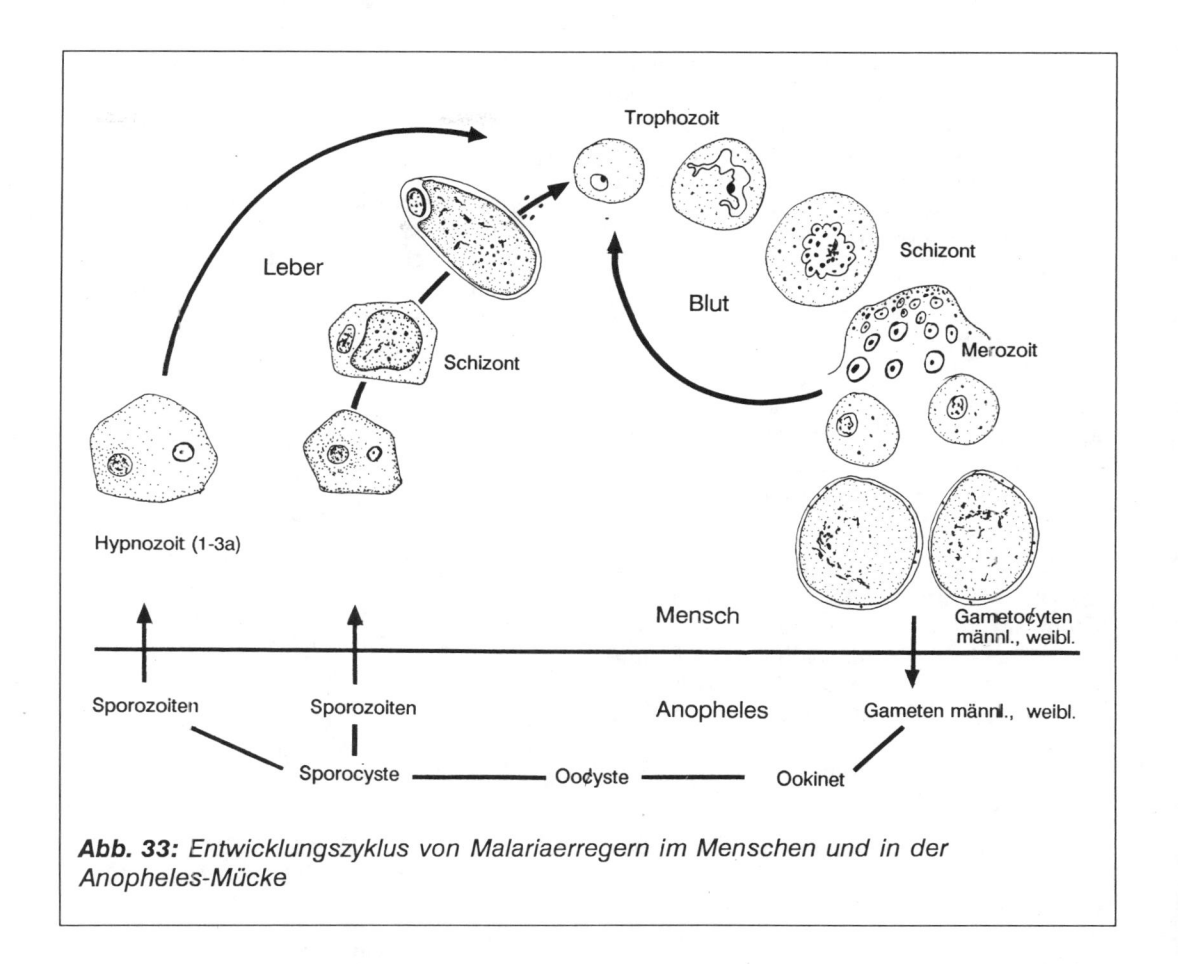

Abb. 33: Entwicklungszyklus von Malariaerregern im Menschen und in der Anopheles-Mücke

- *Plasmodium falciparum*: Malaria tropica (immer lebensbedrohlich) Fieber durchgehend oder alle 48 Stunden
- Plasmodium vivax/Plasmodium ovale: Malaria tertiana (Fieber alle 48 Stunden)
- Plasmodium malariae: Malaria quartana (Fieber alle 72 Stunden)

Übertragung

Plasmodien werden nur auf dem Blutweg übertragen, d.h. z.B. durch Bluttransfusion oder Nadelstich. Der wichtigste Übertragungsweg ist allerdings der Stich der Anophelesmücke. Dementsprechend sind die Malariaendemiegebiete auf den Lebensraum der Anophelesmücke beschränkt: tropische Regionen in Asien, Afrika und Amerika. Touristen bringen die Erkrankung mit nach Europa.

Die Plasmodien durchlaufen in der Anophelesmücke eine geschlechtliche Vermehrung. Aus den Eiern schlüpfen Sporozoiten, die beim Mückenstich auf den Menschen übertragen werden. Die Sporozoiten erreichen auf dem Blutweg die Leber des Menschen und wandeln sich dort in Merozoiten um (asymptomatisch, Dauer Tage oder Monate, meist 2-4 Wochen). Diese Merozoiten befallen die Erythrozyten, vermehren sich dort ungeschlechtlich und zerstören die Erythrozyten

(Anämie). Je nach Dauer des Vermehrungszyklus (48 Stunden bei Malaria tertiana) kommt es zu rhythmischen Fieberzacken, wenn die Merozoiten die zerstörten Erythrozyten verlassen. Einige der Merozoiten wandeln sich in Geschlechtsformen um (Gametocyten), die bei erneutem Stich auf die Anophelesmücke übertragen werden, wodurch sich der Kreislauf schließt.

Klinisches Bild

Das Leitsymptom der Malaria ist periodisch auftretendes hohes Fieber und Schüttelfrost von einigen Stunden Dauer. Zwischen den Fieberattacken geht es den Patienten relativ gut.

Bei der *Malaria tropica* kann ein hoher Prozentsatz der Erythrozyten befallen sein. Die Fieberzacken verlaufen oft unregelmäßig, ohne daß das Fieber ganz abklingt. Die Patienten sind sehr schwach und leiden an schweren Kopfschmerzen. Durch Verklumpung der befallenen Erythrozyten kann es zur Gefäßverstopfung im Gehirn kommen mit tödlichem Ausgang im Koma.

Bei der *M. tertiana/quartana* sind im allgemeinen weniger als 1% der Erythrozyten befallen, weshalb die Krankheit meist milder verläuft als bei der M. tropica und nach etwa 10-30 Tagen spontan ausheilt.

Alle Malariaerreger können bei Nichtbehandlung über Jahre in Leber oder Erythrozyten persistieren, was trotz Immunität zu erneutem Aufflackern der Krankheitssymptome führen kann.

Diagnose

Blutausstrich (dicker Tropfen)! In den Giemsa-gefärbten Erythrozyten können die Plasmodien als "Siegelringe" (u.a. Formen) im Mikroskop gesehen werden.

Therapie

Prophylaktisch wird 500 mg Resochin (Chloroquin) einmal die Woche gegeben, das die Malariaerreger in den Erythrozyten abtötet. Einnahme zwei Wochen vor Tropenaufenthalt bis sechs Wochen nach Rückkehr. Resochin-resistente Plasmodium falciparum Infektionen sprechen auf Fansidar oder Lariam an.

Wurmerkrankungen

Wurmkrankheiten sind in der Dritten Welt weitverbreitet, ein Zeichen ungenügender hygienischer Verhältnisse. Der chronische Wurmbefall trägt wohl wesentlich zur verkürzten Lebenserwartung der dortigen Bevölkerung bei.

Im folgenden werden nur einige Wurmarten erwähnt, die in unseren Breiten Bedeutung haben.

Madenwurm (Oxyuren oder Enterobius vermicularis)

Vor allem bei Schulkindern verbreitete harmlose Wurmkrankheit. Die weißlich aussehenden Würmer sind etwa 1cm lang. Die Weibchen wandern aus der Analöffnung (starkes Jucken) und legen perianal Tausende von Eiern ab, aus denen schon 6 Stunden später infektionstüchtige Larven schlüpfen, die oral aufgenommen werden und sich im Darm zu neuen geschlechtsreifen Würmern entwickeln.

Abb. 34: *Madenwurm schematisch*

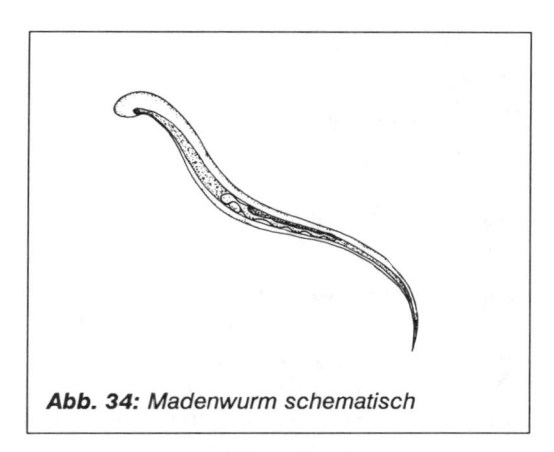

Abb. 35: *Ei des Spulwurms schematisch*

Übertragung: *Von Mensch zu Mensch* durch Schmierinfektion, auch anal-orale Selbstinfektion häufig. Verbreitung in der ganzen Familie!

Diagnose und Therapie: Mikroskopischer Nachweis von Eiern im Analabstrich (z.B. mit durchsichtigem Klebstreifen perianal abgenommen). Mittel der Wahl: Mebendazol (Vermox).

Spulwurm (Ascaris lumbricoides)

Der Spulwurm ist wie der Madenwurm weltweit verbreitet, aber bevorzugt in warmen Ländern, da anders als beim Madenwurm die Spulwurmeier im Freien über einige Wochen reifen müssen (Außentemperatur darf nicht zu niedrig sein), bevor infektionstüchtige Larven schlüpfen können. Die im Dünndarm aus den Larven geschlüpften Würmer wandern übers Blut durch Leber, Herz und Lunge und anschließend über die Luftröhre in den Rachenraum, wo sie erneut verschluckt werden und im Darm Eier legen. Der Spulwurm ist gelb-weißlich und bis zu 30 cm lang.

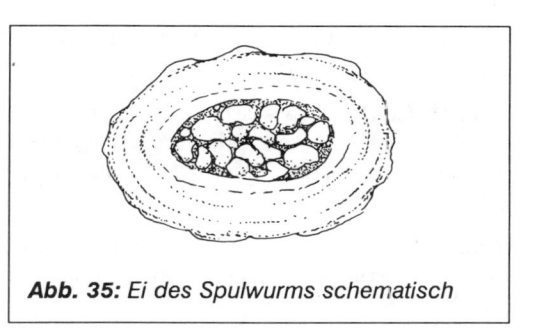

Übertragung: Mit Spulwurmeiern aus menschlichen Fäkalien, verseuchter Salat oder Gemüse. *Nicht* von Mensch zu Mensch.

Krankheitszeichen: Die Lungenpassage verläuft meist symptomarm (eosinophiles Blutbild). Der Wurmbefall im Darm führt zu Leibschmerzen, Unruhe, Schlaflosigkeit und in einzelnen Fällen zum Darmverschluß (Ileus), wobei die Würmer aus Mund und Nase erbrochen werden (Sprichwort: "Die Würmer einzeln aus der Nase ziehen). Mittel der Wahl: Mebendazol (Vermox).

Trichinen

Die Trichinen (nur 1-4 mm lange Würmer) entwickeln sich nur *innerhalb* ihres Wirtes (Schlachttiere, wildlebende Fleischfresser) und sind weltweit verbreitet. Sie dringen vom Darm über das Blut in die Muskulatur vor, wo sie – von Bindegewebe umgeben (Trichinenkapsel) – jahrzehntelang überleben können.

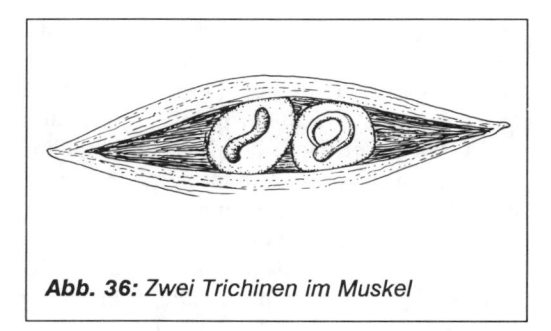

Abb. 36: *Zwei Trichinen im Muskel*

Übertragung: Rohes (Schweinemett) oder zu wenig erhitztes Fleisch.

Krankheitsbild: Muskelschmerzen, Bluteosinophilie, Allergie mit Ödemen, Darmstörungen, evtl. tödlicher Ausgang. Therapie mit Mebendazol (Vermox).

Diagnose: Biopsie (Fleischbeschau) oder Nachweis von Antikörpern gegen Trichinen im Blut.

Bandwürmer

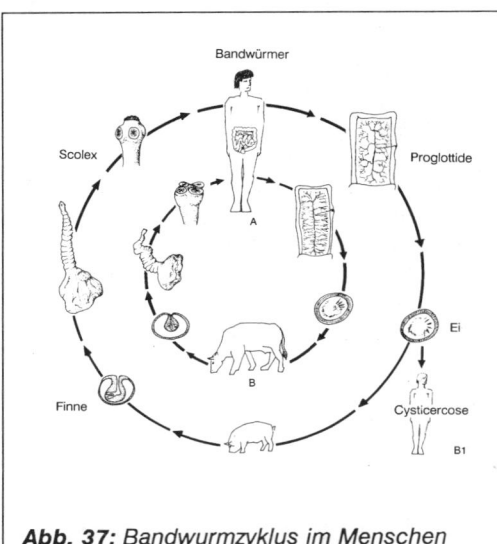

Abb. 37: *Bandwurmzyklus im Menschen und Haustier*

Der Rinder- (Taenia saginata) und Schweinebandwurm (Taenia solium) sind weltweit verbreitet, wobei die *Larven* (Finnen) beim Rind bzw. Schwein *(Zwischenwirte)* die Muskulatur und Organe der Tiere befallen. Beim Genuß von rohem Fleisch (Rindermett, Schweinemett) befallener Tiere gelangen die Finnen in den Darm des Menschen *(Endwirt)*, wo sie zu *geschlechtsreifen Würmern* von mehreren Metern Länge heranwachsen. Die Eier dieser Würmer werden über den Kot ausgeschieden und vom Rind oder Schwein aufgenommen, wo die Larven schlüpfen.

Krankheitsbild: Gewichtsverlust begleitet von Magen-Darm-Störungen. Die Würmer können über viele Jahre im Darm persistieren.

Therapie mit Pranziquantel (Cesol).

Echinococcus (Hundebandwurm)

Der normale Wirtswechsel von Echinococcus cysticus vollzieht sich zwischen Hund *(Endwirt)* und Schaf *(Zwischenwirt)*, der von Echinococcus multilocularis zwischen Fuchs oder Katze *(Endwirte)* und Maus *(Zwischenwirt)*. Endemiegebiete sind z.B. Baden-Württemberg sowie Österreich und die Schweiz. Die Eier können zufällig über Hunde-, Katzen- oder Fuchskot auf den Menschen übertragen werden (ungereinigte Waldbeeren in Endemiegebieten), wobei der *Mensch zum Zwischenwirt* wird, d.h. in ihm schlüpfen die Larven aus den Eiern und dringen ins Gewebe (vorwiegend Leber) ein.

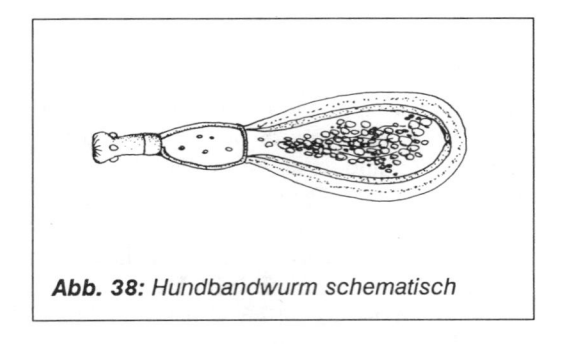

Abb. 38: *Hundbandwurm schematisch*

Krankheitsbild: Die Larven von E. granulosus führen zur Cystenbildung (flüssigkeitsgefüllte Hohlräume) in der Leber. Diese Cysten können so groß werden, daß sie zur Druckatrophie der Leber führen (Operationsindikation). Geplatzte Cysten sind für den Operierten hochinfektiös! Die Larven von E. multilocularis bilden kleinere, aber in der Leber krebsartig wuchernde Cysten aus. Die operative Entfernung ist kaum möglich. Die Krankheit führt oft zum Tode.

Therapieversuch mit Mebendazol (Vermox) über lange Zeit und in hoher Dosierung.

Diagnose: Sonographie der Leber.

Insekten

Milben

Milben (Größe 300-400μm) sind überall verbreitet. Viele Arten befallen Tiere und legen dort Eier ab. Nur eine Milbenart (Sarcoptes scabiei) kann den Menschen sowohl befallen als auch Eier in den Hautgängen ablegen.

Die sogenannte *Hausmilbe* befällt den Menschen nicht, wird aber für allergische Erscheinungen (Asthma, Hautrötungen) verantwortlich gemacht.

Die *"Gartenmilben"* treten im Spätsommer auf. Nach Aufenthalten im Garten kommt es zu Hautrötungen, die Ekzemen ähneln können, besonders an kleiderbedeckten Stellen (z.B. Leistengegend, Brüste). Die Hauterscheinungen sind durch tunnelartige Milbengänge bedingt. Da diese Milbenart zwar den Menschen befällt (z.T. starker Juckreiz), aber keine Eier in den Hautgängen ablegt, sich also nicht vermehrt, heilt die Krankheit nach 1-3 Wochen von selbst ab.

Krätze

Diese Erkrankung wird durch Sarcoptes scabiei hervorgerufen. Diese Milbe gräbt Hautgänge (Hände, Brustwarzen, Gürtelgegend, Gesäß) und legt dort Eier ab. Die Übertragung erfolgt von Mensch zu Mensch. Starker Juckreiz, Allergie und Superinfektion sind die Folge. Die Krankheit bleibt unbehandelt über Jahre bestehen. Therapie durch Schwefelpräparatcreme.

Flöhe

Die Entwicklung vom Ei zum Insekt ist nicht wirtsgebunden. Flöhe dringen also nicht in ihre Wirte ein. Ihre Hauptbedeutung liegt in der Übertragung von Krankheiten (Rattenfloh: Pest).

Läuse

Kopfläuse (Größe 1-4 mm) sind gar nicht selten in Kindergärten oder Schulen zu finden. Sie werden durch Kämme oder Mützen übertragen. Hauptsymptom ist intensiver Juckreiz. Die Eier (Nissen, reifen nach 3-14 Tagen) lassen sich mit dem Auge oder der Lupe an den Haaren *klebend* erkennen.

Filzläuse und ihre Eier sind im behaarten Anogenitalbereich zu finden. Sie werden beim Geschlechtsverkehr übertragen (Juckreiz, Dermatitis durch Kratzen).

Die *Kleiderläuse* legen ihre Eier in Kleidersäumen ab. Ihre Bisse (Schulter, Abdomen, Gesäß) sind stark juckend (bakterielle Superinfektion nach Kratzen häufig), ihr Kot kann infektiös sein (Rickettsien). Voraussetzung für die Ausbreitung der von Kleiderläusen übertragenen Erkrankungen ist enges Zusammenleben unter schlechten hygienischen Bedingungen, z.B. Soldaten in Kriegszeiten: Wolhynisches Fieber, Fleckfieber.

Therapie: Spezialshampoos, Kämme wechseln, Kleider desinfizieren.

14. Schutzimpfungen

Impfkalender für Kinder	
Neugeborene	Tuberkulose (nur bei erhöhter Tuberkuloseverbreitung in der Umgebung des Säuglings)
ab 3. Lebensmonat	Diphtherie-Tetanus (Impfung mit Toxoid, 2x im Abstand von 4-8 Wochen)
	Kinderlähmung (Lebendimpfung, 2x Schluckimpfung im Abstand von mindestens 4-6 Wochen)
	Keuchhusten (nur bei Atemwegserkrankungen, Herzfehlern oder erhöhtem Infektionsrisiko; Totimpfstoff, 3x im Abstand von 4-6 Wochen und 1x ein Jahr später in Verbindung mit Diphtherie-Tetanus)
ab 15. Lebensmonat	Masern-Mumps-Röteln (Lebendimpfung, 1x als Kombination)
	Diphtherie-Tetanus (3. Impfung)
	Kinderlähmung (3. Schluckimpfung)
6. Lebensjahr	Diphtherie (Auffrischimpfung)
10. Lebensjahr	Kinderlähmung (Auffrischimpfung), Diphtherie-Tetanus (Auffrischimpfung)
12. Lebensjahr	Rötelnimpfung (für alle Mädchen, auch wenn schon als Kleinkind geimpft!)

Schutzimpfungen für Erwachsene

Bei Auslandsreisen

- **Gelbfieber** (vorgeschrieben bei Reisen in tropische Gebiete Afrikas oder Südamerikas; Lebendimpfstoff, 1x Impfung, Auffrischung nach 10 Jahren)

- **Cholera** (bei Reisen nach Asien und Afrika empfehlenswert, aber nicht vorgeschrieben, Nebenwirkungen möglich, bedingter Schutz für 6 Monate; Totimpfstoff, 2x im Abstand von 1-3 Wochen)

- Typhus (bei Reisen in Länder mit schlechten hygienischen Verhältnissen empfehlenswert; orale Lebendimpfung, 3x in zweitägigem Abstand, nicht zusammen mit Malariaprophylaxe oder Polioimpfung, Schutz für 1-2 Jahre)

- Hepatitis A (bisher nur Passivimpfung möglich mit Schutz für 3-4 Monate)

- Polio und Tetanus (Auffrischimpfung bei Verlassen zivilisierter Gebiete)

Bei erhöhtem Infektionsrisiko:

- Hepatitis B (bei medizinischem Personal, Dialysepatienten etc. indiziert; gereinigtes HbsAg, 3x, Zweitimpfung nach 4 Wochen, Drittimpfung nach 6 Monaten, Auffrischung alle 3-5 Jahre)
- FSME (bei Waldarbeitern indiziert; Totimpfstoff, Impfschema wie bei Hepatitis B)
- Tollwut (bei Tierärzten und Waldarbeitern indiziert; Totimpfstoff, Impfschema ähnlich wie bei Hepatitis)

> *Merke:* Nach erfolgter Infektion ohne vorherigen Impfschutz sollte bei Hepatitis B, FSME und Tollwut *zugleich aktiv und passiv* geimpft werden.

Bei Abwehrschwäche

- Influenza (indiziert bei älteren Menschen über 60 Jahre oder Patienten mit abwehrschwächenden Grunderkrankungen; Totimpfstoff, Auffrischung jedes Jahr im Herbst)
- Varizellen (indiziert bei Leukämiepatienten, die noch keine Antikörper gegen Varizellen besitzen; Lebendimpfstoff, 1x Impfung)
- Pneumokokken (indiziert nach Herausnahme der Milz, bei chronischen Leiden an Organen wie Herz, Leber, Niere oder Lunge; Totimpfstoff, Auffrischung alle 3-5 Jahre).

15. Sterilisation und Desinfektion

Sterilisation

> *Definition:* Abtötung *aller* Mikroorganismen (Protozoen, Pilze, Bakterien Viren), insbesondere auch der bakteriellen Sporen.

Zur Sterilsation, der Abtötung alles Lebens, gibt es verschiedene Verfahren, deren Einsatz sich nach dem zu sterilisierenden Material richtet.

Hitzesterilisation im Autoklaven

Dieses Verfahren ist dort, wo es sich einsetzen läßt, am sichersten und einfachsten. Verwendet wird Wasserdampf, der bei einer Temperatur von 120°C innerhalb von 20-30 Minuten alles Leben abtötet. Heiße trockene Luft sterilisiert erst bei einer Temperatur von 180°C nach 30 Minuten. Anschaulich kann man die bessere Wirkung des Wasserdampfes im Unterschied zur trockenen Luft begreifen, wenn man sich vorstellt in kochendem Wasser baden zu müssen, statt in der über 100°C heißen, relativ trockenen Saunaluft zu schwitzen. Ein Liter Wasser oder Wasserdampf enthält viel mehr Wärme als ein Liter Luft, und damit strömt auf den Badenden ungleich mehr Wärme pro Zeit ein als auf den Saunabesucher.

Die ordnungsgemäße Funktion eines Autoklaven ist sichergestellt, wenn bakterielle Sporen nach dem Autoklavieren kein Wachstum auf der Agarplatte mehr zeigen. Bakterielle Sporen sind am widerstandsfähigsten gegen Hitze.

Filtration durch bakteriendichte Filter (Porengröße unter 0,5 μm)

So können Flüssigkeiten (Wasser, Serum) auf einfache und schonende Weise von Bakterien befreit werden. Wegen ihrer geringen Größe passieren die Viren allerdings zum Teil die Filter.

Äthylenoxid-Sterilisation in speziellen Apparaturen

Auf diese Weise kann medizinisches Gerät, das keine Erhitzung verträgt, sterilisiert werden.

Sterilisation durch UV-Licht oder ionisierende Strahlen

Ultraviolettes Licht zerstört die DNA. Der Nachteil ist, daß UV-Strahlen nur Oberflächen sterilisieren können, da sie nicht tiefer in das Material eindringen können.

Ionisierende Strahlen durchdringen alle Materialien. Sehr vorteilhaft ist, daß auch bereits verpackte Gegenstände sterilisiert werden können und es zu keiner Erhitzung kommt. Allerdings könnte die Ionisationssterilisation von Lebensmitteln zu gesundheitsschädlichen Spaltprodukten führen.

Desinfektion

> *Definition:* Abtötung oder drastische Verminderung bestimmter infektionserregender Mikroorganismen

Die eingesetzten Desinfektionsverfahren richten sich nach dem zu desinfizierenden Material. Dabei ist besonders darauf zu achten, daß die Einwirkzeit und die Konzentration des Desinfektionsmittels eingehalten werden.

Erwärmen oder Kochen

Das Kochen von Wäsche ist eine sehr wirksame Desinfektion. Alles Leben wird abgetötet, nur Bakteriensporen können überleben. Auch das Pasteurisieren der Milch (1-2 Minuten Erwärmung auf 85° C) ist eine Desinfektionsmaßnahme.

Alkohole (z.B. 77% Äthanol)

Sie sind besonders gut zur Händedesinfektion geeignet. Nach Einreiben der Hände mit dem Desinfektionsmittel läßt man dieses antrocknen *(nicht abspülen mit Wasser!)*, um eine ausreichende Einwirkzeit von einigen Minuten zu erreichen. Bakterien und alkoholempfindliche Viren (Viren mit einer Hülle, auch Hepatitis B Virus) werden erst nach 1-5 Minuten Einwirkzeit praktisch völlig inaktiviert (= infektionsuntüchtig gemacht) Nach 15 Sekunden Einwirkzeit ist die Infektiosität der alkoholempfindlichen Erreger erst auf etwa 10-50% verringert.

Jod-Lösungen (z.B. Betaisodona Lösung)

Jodkomplex-Lösungen (PVP-Jod) eignen sich am besten für die Haut- und Schleimhautdesinfektion vor Operationen, Punktionen, Verbandswechsel, Blasenkatheterisierung etc. Eine Einwirkzeit von einer halben Minute sollte eingehalten werden, danach mehrmals mit sterilem Tupfer abwischen. Jodlösungen vermögen auch alkoholresistente Viren abzutöten.

Chlor-Lösungen

Allgemein bekannt ist die Wasserdesinfektion durch Einleitung geringer Mengen Chlor. Verdünnte Hypochloridlösungen werden u.a. in infektiösen Laboratorien zur Desinfektion von gebrauchten Glasmaterialien verwendet. Chlor ist noch aggressiver als Jod in seinem Bestreben, sich an Eiweiße u.a. Moleküle zu binden, womit diese Moleküle so verändert werden, daß sie nicht mehr biologisch funktionstüchtig sind. Dabei werden allerdings die Halogene (Jod, Chlor) verbraucht, was man mit dem Begriff "Chlorzehrung" bezeichnet.

Aldehyde

Das früher vielfach verwendete Formalin ist heute durch andere Aldehyde ersetzt worden. Aldehyde werden zur Flächendesinfektion verwendet und sind wirksam gegen alle Mikroorganismen, einschließlich der alkoholresistenten Viren.

Anhang: Mikrobiologie-Klausuren

Die folgenden 3 Original-Klausuren wurden in den Jahren 1988 bis 1990 an der Krankenpflegeschule in Freiburg geschrieben. Die richtigen Lösungen finden Sie auf Seite 74.

Klausur Nr. 1

1. Welche Aussagen sind richtig?
a) Bakterien sind größer als Viren
b) Bakterien haben einen Zellkern
c) Bakterien lassen sich im Lichtmikroskop erkennen
d) Bakterien vermehren sich nur in Zellen

2. Welche Aussage ist falsch?
a) Bakterien besitzen eine Zellwand
b) Bakterien besitzen eine Zytoplasmamembran
c) Bakterien teilen sich alle 4 Minuten
d) Bakterien können durch Mutation gegen bestimmte Antibiotika resistent werden

3. Welche Aussagen sind richtig?
a) Koagulase-negative Staphylokokken besiedeln die Haut des Menschen
b) Koagulase-negative Staphylokokken sind nie pathogen
c) Koagulase-negative Staphylokokken können Venenkatheter besiedeln und zu Temperaturanstieg und Schüttelfrost beim Patienten führen
d) Koagulase-negative Staphylokokken sind gram-negativ

4. Welche Aussagen sind richtig?
a) Staphylococcus aureus wird oft in der Nase von Krankenhauspersonal gefunden und kann von dort auf den Patienten übertragen werden
b) Staphylococcus aureus kann Exoenzyme und Exotoxine bilden
c) Koagulase-positive Staphylokokken werden auch Staphylococcus albus genannt
d) Staphylococcus aureus kann für Lebensmittelvergiftungen verantwortlich sein

5. Welche Aussage ist richtig?
a) Werden im Rachenabstrich ß-hämolysierende Streptokokken gefunden, so hat der Patient in jedem Falle Scharlach
b) Scharlach ist die Folge einer Sepsis mit ß-hämolysierenden Streptokokken der Gruppe A
c) Die ß-hämolysierenden Streptokokken der Gruppe C besitzen die höchste Virulenz unter den Streptokokken
d) Scharlach wird durch ß-hämolysierende Streptokokken hervorgerufen, die erythrogenes Toxin bilden, wobei das Toxin für den Hautauschlag verantwortlich ist

6. Welche Aussagen sind richtig?
a) ß-hämolysierende Streptokokken der Gruppe B werden häufig im Vaginalabstrich gefunden
b) Neugeborene können sich während der Geburt mit Gruppe B Streptokokken infizieren
c) Enterokokken sind hochpathogen
d) Vergrünende Streptokokken sind auch bei Nachweis im Blut immer apathogen

7. Welche Aussagen sind richtig?
a) Pneumokokken können Sinusitis und Otitis media hervorrufen
b) Pneumokokken sind sehr umweltresistent, so daß sie auch nach Tagen noch gut angezüchtet werden können
c) Pneumokokken können besonders bei abwehrgeschwächten Patienten von der Lunge ins Blut streuen

d) Pneumokokken mit Kapseln besitzen eine erhöhte Virulenz

8. Welche Aussage ist falsch?
a) Die Haut stellt eine wichtige Barriere gegen das Eindringen von Erregern dar
b) über Hautkontakte können Krankheiten übertragen werden
c) Druck (durch zu langes Liegen auf einer Stelle) kann die Haut so schädigen, daß es zu Liegewunden kommt
d) Die Normalflora der Haut sollte man durch ständiges Waschen mit Alkohol möglichst wirksam abtöten

9. Welche Aussagen treffen zu?
a) Granulozyten und Makrophagen spielen bei der Abwehr von Bakterien eine entscheidende Rolle
b) Antikörper spielen bei der Abwehr von Bakterien und deren Toxinen keine Rolle
c) T-Zellen bilden Antikörper
d) B-Zellen bilden Antikörper

10. Welche Aussage ist falsch?
a) Die weißen Blutzellen haben alle eine Lebensdauer von vielen Jahren
b) IgM-Antikörper Nachweis spricht für eine frische Infektion
c) IgA wird auf Schleimhäuten sezerniert und über die Muttermilch an das Kind weitergegeben
d) IgG wird durch die Plazenta auf den Feten übertragen

11. Welche Aussage ist falsch?
a) Der häufigste Erreger bei Harnwegsinfekten ist E. coli
b) Katheterisierung begünstigt Harnwegsinfekte
c) Leukozyten im Urin sprechen für einen Harnwegsinfekt
d) 100 Keime pro Milliliter Urin sind ein sicheres Zeichen für einen Harnwegsinfekt

12. Welche Aussagen sind richtig?
a) Für die Urinuntersuchung auf Bakterien empfiehlt sich die Abnahme von Morgenurin
b) Suprapubische Blasenpunktion sollte generell zur Uringewinnung angewandt werden
c) Mittelstrahlurin genügt im allgemeinen zur bakteriellen Urindiagnostik, wenn vor Probennahme die Urethralöffnung gereinigt wird
d) Harnwegskatheter sind oft mit hohen Keimzahlen besiedelt

13. Welche Aussagen sind richtig?
a) Die Gonorrhoe ist eine meldepflichtige Geschlechtskrankheit
b) Bei der Gonorrhoe kommt es ausschließlich zu einer eitrigen Urethritis
c) Zur sicheren Diagnose einer Gonorrhoe ist die schnelle Weiterleitung eines Harnröhren- oder Cervixabstriches in ein Bakteriologisches Labor erforderlich
d) Bei der Frau kann eine Gonorrhoe unbemerkt bleiben und ist dann in jedem Falle unschädlich

14. Welche Aussagen sind richtig?
a) Die Syphilis ist heute die häufigste Geschlechtskrankheit
b) Die Chlamydiencervicitis kann aufsteigen und zur Sterilität durch Tubenverklebung führen
c) Die Aminkolpitis ist eine ganz seltene Erscheinung
d) Bei bestehender Aminkolpitis kommt es häufiger zu postoperativen Infektionen im Vaginalbereich, z.B. nach Dammschnitt

15. Welche Aussage ist falsch?
a) An Hämophilus influenzae Infektionen erkranken besonders Kinder bis zum 5. Lebensjahr
b) Hämophilus influenzae kann aus Nasen-Rachenabstrichen angezüchtet werden
c) Hämophilus influenzae geht außerhalb des Körpers rasch zugrunde
d) Hämophilus influenzae ist der Erreger der Influenza

16. Nennen Sie Krankheitsbilder, die von Koagulase-positiven Staphylokokken hervorgerufen werden.
a) ....
b) ....
c) ....
d) ....

17. Nennen Sie Krankheiten oder Folgeerkrankungen, die von ß-hämolysierenden Streptokokken der Gruppe A hervorgerufen werden.
a) ....
b) ....
c) ....
d) ....

18. Nennen Sie Bakterien, die eine Meningitis hervorrufen können.
a) ....
b) ....
c) ....
d) ....

19. Nennen Sie Bakterien, die einen Harnwegsinfekt hervorrufen können.
a) ....
b) ....
c) ....
d) ....

20. Erläutern Sie Vor- und Nachteile von Nativurin im Unterschied zum Urikult.

Nativurin
Vorteile:
....
....
....
Nachteile:..
....
....

Urikult
Vorteile:..
....
....
Nachteile:..
....
....

Klausur Nr. 2

1. Welche Aussagen sind richtig?
a) Durch Mycoplasma pneumoniae bedingte atypische Lungenentzündungen sind sehr selten
b) Die Mycoplasmenpneumonie verläuft schleichend über Wochen
c) Tuberkelbakterien führen zur Granulombildung
d) Zur Tuberkulosediagnostik wird der Antikörpertiter im Serum bestimmt

2. Welche Aussagen sind richtig?
a) Keuchhusten ist erst ansteckend, wenn man ihn am charakteristischen krampfartigen Husten erkennt
b) Keuchhustenanfälle können noch 2 Monate nach Krankheitsbeginn auftreten
c) Gegen Diphtherie impft man mit abgetöteten Bakterien
d) Der Hauptpathogenitätsfaktor des Corynebacterium diphtheriae ist das Diphtherietoxin

3. Welche Aussagen sind richtig?
a) Pseudomonas aeruginosa ist ein sehr anspruchsloser Wasserkeim
b) Beatmungspatienten sind besonders durch Pseudomonasinfektionen gefährdet
c) Anaerobier werden durch Tröpfcheninfektion übertragen
d) Anaerobier können Abszesse verursachen

4. Welche Aussagen sind richtig?
a) Clostridien sind anaerobe Sporenbildner und in der Umwelt weit verbreitet
b) Zur Therapie des Gasbrandes reicht die Gabe von Penicillin aus
c) Bei verschmutzten Wunden sollte man die Aktivimpfung gegen Gasbrand auffrischen
d) Bei verschmutzten Wunden reicht im allgem einen die Aktivauffrischimpfung gegen Tetanus aus; nur bei sehr starker Verschmutzung ist die Passivimpfung an anderer Körperstelle zusätzlich zu erwägen.

5. Welche Aussagen sind richtig?
a) Anaerobier sind hauptverantwortlich für Durchfallerkrankungen
b) Shigellen werden durch Schmierinfektion, Wasser und Lebensmittel übertragen
c) Salmonella typhi dringt regelmäßig ins Blut vor
d) Salmonella typhimurium gehört zu den Gastroenteritis Salmonellen

6. Welche Aussagen sind richtig?
a) Nach einer Salmonellengastroenteritis müssen solange Stühle zur Kontrolle eingeschickt werden, bis drei Stühle hintereinander frei von Salmonellen sind
b) Yersinien können eine Appendizitis vortäuschen
c) Campylobacter gehört mit den Salmonellen und Yersinien zu den Darmepithel durchdringenden Bakterien
d) Nach Auslandsaufenthalten sollte immer an eine Amoebeninfektion gedacht werden

7. Welche Aussagen sind richtig?
a) Viren sind so klein, da man sie mit keiner Methode sichtbar machen kann
b) Der Begriff Enteroviren bedeutet, daß diese Viren über den Darm in den Körper eintreten
c) Viren mit Lipidmembranhülle sind sehr umweltresistent
d) Eine Virämie führt über Antikörperbildung zur Immunität

8. Welche Aussagen sind richtig?
a) Viruserkrankungen werden im allgemeinen serologisch diagnostiziert
b) Bei Virusmeningitisverdacht genügt die Einsendung von Liquor
c) Bei vaginalem Herpes ist die Einsendung von Bläscheninhalt sinnvoll
d) Bei vorgeburtlicher CMV Infektion kann das Virus aus dem Urin des Säuglings angezüchtet werden

9. Welche Aussagen sind richtig?
a) Hepatitis B Viren werden über das Blut übertragen
b) Hepatitis B Viren werden im Sperma und Speichel ausgeschieden
c) Der häufigste Übertragungsweg der Hepatitis B ist die Tröpfcheninfektion

d) Alle Hepatitis B Virus Infizierten sind dauerhaft infektiös

10. Welche Aussagen sind richtig?
a) Die Hepatitis A Virus Infektion verläuft im allgemeinen schwerer als die Hepatitis B Virus Infektion
b) IgM Antikörper gegen Hepatitis A Virus im Serum sprechen für eine frische Infektion mit Hepatitis A Virus
c) Röteln ist eine gefährliche Kinderkrankheit, von der fast alle Kinder befallen werden
d) Das Rötelnvirus ist für das Ungeborene hochgefährlich

11. Welche Aussagen sind richtig?
a) Der Kontagions- und Manifestationsindex für Masern liegt bei fast 100%, weshalb fast alle Kinder diese Erkrankung durchmachen
b) Mumps bei erwachsenen Männern führt fast immer zur Sterilität
c) Alle Herpesviren persistieren nach Infektion lebenslang im Körper
d) Reaktivierungen von Herpes genitalis bei der Mutter sind für das Neugeborene gefährlicher als eine Primärinfektion der Mutter kurz vor der Geburt

12. Welche Aussagen sind richtig?
a) Cytomegalie-Viren können bei Embryonen und Feten zu Mißbildungen führen
b) Menschen mit Antikörpern gegen HIV sind nach bisheriger Erkenntnis lebenslang infektiös
c) HIV ist viel infektiöser als Hepatitis B Virus
d) HIV wird durch Blut, Sperma und Vaginalsekret übertragen. Alle anderen Körpersekrete oder denkbaren Infektionswege stellen nach heutiger Erfahrung kein meßbares Risiko dar.

13. Welche Aussagen sind richtig?
a) Nachweis von Candida albicans im Sputum ist in jedem Falle pathologisch
b) Nachweis von Candida albicans im Urin kann auf eine Candidasepsis hinweisen und ist in jedem Falle ernstzunehmen
c) Der Erreger der Borreliose zeigt viele Gemeinsamkeiten zum Syphiliserreger, u.a. einen chronischen Infektionsverlauf.
d) Toxoplasma gondii kann nur bei Erstinfektion Mißbildungen bei Embryonen und Feten auslösen (Situation analog zu Röteln).

14. Welche Aussagen sind richtig?
a) Zum Nachweis von Malaria muß Antikoagulantien-haltiges Vollblut eingesandt werden, da die Plasmodien in Giemsa-gefärbten Erythrozyten nachgewiesen werden können
b) An Malaria muß bei allen fieberhaften Erkrankungen bei Rückkehrern aus warmen bzw. tropischen Ländern gedacht werden
c) Die Madenwurminfektion ist auf tropische Gebiete beschränkt
d) Der Spulwurm wird von Mensch zu Mensch übertragen

15. Welche Aussagen sind richtig?
a) Trichinen und Bandwürmer werden durch rohes Fleisch (Schwein, Rind) übertragen
b) Ausgewachsene Bandwürmer dringen durch die Darmwand ins Gewebe ein
c) Echinococcus-Larven dringen in die Leber des Menschen ein
d) Echinococcusbefall ist eine harmlose Erkrankung

16. Nennen Sie bitte einige wundinfektionsfördernde Faktoren!
a) ....
b) ....
c) ....
d) ....

17. Ordnen Sie bitte die klinischen Befunde den serologischen Befunden von Hepatitis B Virus Infizierten zu
a) Patient ist geimpft 1. HBeAg positiv
b) Patient ist infektiös 2. HBsAg positiv
c) HBV Infektion hat stattgefunden 3. AntiHBc positiv
d) Hepatitis noch aktiv 4. nur AntiHBs positiv ohne AntiHBc

18. Nennen Sie bitte je zwei Viren, die auf folgenden Wegen übertragen werden:
a) Tröpfcheninfektion:..
....

b) durch Bluttransfusion:......................................

c) über Stuhlschmierinfektion:...........................
....

19. Welche Viren werden durch Alkohol abgetötet:
a) ....
b) ....
c) ....

20. Nennen Sie bitte einige Unterschiede zwischen einer viralen und einer bakteriellen Erkrankung:
a) ....
....
b) ....
....
c) ....
....

Klausur Nr. 3

1. Welche Aussage(n) sind richtig?
a) Bakterien sind kleiner als Hefezellen
b) Bakterien erscheinen in der Gram-Färbung immer blau
c) Viren lassen sich im Lichtmikroskop erkennen
d) Viren vermehren sich nur in Zellen

2. Welche Aussage(n) sind richtig?
a) Streptokokken sind gram-negativ
b) Die Zellwand der Bakterien ist Angriffsziel von Antibiotika
c) Aus einem Bakterium können innerhalb eines Tages Millionen Nachkommen entstehen.
d) Bakterienmutationen haben für die Antibiotikumtherapie keine Bedeutung

3. Welche Aussage(n) sind richtig?
a) Staphylokokken sind gram-positiv
b) Staphylococcus aureus ist ein Abszeßerreger
c) Koagulase-negative Staphylokokken sind der Haupterreger der Mastitis
d) Koagulase-negative Staphylokokken im Blut sind pathogen

4. Welche Aussage(n) sind richtig?
a) Staphylococcus aureus in der Nase ist immer mit Krankheitszeichen verbunden
b) Pyodermien sind häufig durch Staphylococcus aureus bedingt
c) Staphylococcus aureus ist ein typischer Osteomyelitis-Erreger
d) Bestimmte Stämme von Staphylococcus aureus können zu Brechdurchfall führen

5. Welche Aussage(n) sind richtig?
a) ß-hämolysierende Streptokokken sind häufige Erreger der Rachenangina
b) ß-hämolysierende Streptokokken der Gruppe A besitzen die größte Pathogenität unter den hämolysierenden Streptokokken
c) Als Folge einer Streptokokken-Angina kann es zu einer Nierenentzündung kommen
d) Eine Scharlach-Erkrankung sollte immer mit Penicillin behandelt werden

6. Welche Aussage(n) sind richtig?
a) ß-hämolysierende Streptokokken der Gruppe C besiedeln häufig die Vagina
b) Enterokokken in der Vagina führen zur Neugeborenensepsis
c) Pneumokokken sind typische Erreger einer eitrigen Meningitis
d) Vergrünende Streptokokken gehören beim Gesunden zur Rachenflora

7. Welche Aussage(n) sind richtig?
a) Pneumokokken können gefährliche Augenbindehautentzündungen hervorrufen
b) Die Umweltresistenz eines Bakteriums korreliert direkt mit seiner Pathogenität für den Menschen
c) Antikörper gegen die Pneumokokkenkapseln ermöglichen die Phagozytose dieser hochvirulenten Erreger
d) Nach Pneumokokkeninfektion besteht eine natürliche Resistenz gegen Pneumokokken

8. Welche Aussage(n) sind richtig?
a) Lysozym in der Tränenflüssigkeit greift die Zellwände gram-positiver Bakterien an
b) Die Normalflora auf der Haut des Patienten sollte bei Abnahme von Blutkulturen für die bakteriologische Untersuchung durch Alkohol möglichst vollständig beseitigt werden, um eine Kontamination der Blutkulturflasche mit Hautkeimen zu vermeiden
c) Die Normalflora auf der Haut des Pflegepersonals stellt eine Gefährdung des Patienten dar
d) Zu häufige Anwendung von Alkohol zur Hautdesinfektion beim Pflegepersonal kann zur Minderung der unspezifischen Abwehrkraft der Haut führen

9. Welche Aussage(n) sind richtig?
a) Antikörper gehören zur spezifischen Immunabwehr
b) Antikörper finden sich im Blut und auf den Schleimhäuten
c) In der Muttermilch werden keine Antikörper ausgeschieden
d) Einmal gebildete Antikörper verbleiben lebenslang im Blut

10. Welche Aussage(n) sind richtig?

a) Die weißen Blutzellen haben eine kürzere Lebensdauer als die Erythrozyten
b) IgG-Antikörper Nachweis spricht für eine frische Infektion
c) IgA-Antikörper vermitteln lebenslange Immunität
d) IgE-Antikörper stehen in Zusammenhang mit allergischen Reaktionen

11. Welche Aussage(n) sind richtig?
a) 100 000 Bakterien pro Milliliter Urin sprechen für einen Harnwegs- infekt
b) Bei Harnstau kommt es leichter zu Infektionen, weil das Endothel durch Druck geschädigt wird (analog zum Dekubitus)
c) Bei Katheterträgern zeigen 100 000 Bakterien pro Milliliter Urin mit Sicherheit einen Harnwegsinfekt an
d) Epithelzellen im Urin deuten auf einen Harnwegsinfekt hin

12. Welche Aussage(n) sind richtig?
a) Trübung des Urin nach längerem Stehen bei Raumtemperatur ist ein Hinweis auf einen massiven Harnwegsinfekt
b) Kurzer Schüttelfrost eines Patienten im Zusammenhang mit Katheterisierung und Leukozyten im Urin deutet auf eine Keimstreuung aus der Niere ins Blut hin
c) Die Reinigung der Urethraöffnung vor Gewinnung des Mittelstrahlurins sollte immer vom Pflegepersonal vorgenommen werden
d) Vor Harnabnahme sollte der Patient möglichst viel trinken

13. Welche Aussage(n) sind richtig?
a) Die Gonorrhoe ist in den letzten Jahren stark zurückgegangen
b) Die Gonorrhoe kann zu Sterilität führen
c) Gonokokken sind sehr umweltresistent
d) Die Syphiliserreger wandern in jedem Fall ins Blut

14. Welche Aussage(n) sind richtig?
a) Chlamydieninfektionen verlaufen in der Regel mit klaren Symptomen
b) Chlamydieninfektionen sind sehr viel häufiger als die Gonorrhoe
c) Chlamydieninfektionen führen nie zur Sterilität

d) Die Aminkolpitis steigt auf und zählt damit zur häufigsten Sterilitätsursache bei Frauen

15. Welche Aussage(n) sind richtig?
a) Listerieninfektionen verlaufen meist inapparent
b) Listerien können bei Neugeborenen eine Meningitis verursachen
c) Pneumokokken gehören zu den häufigsten Meningitiserregern
d) Mykoplasma pneumoniae gehört zu den häufigsten Meningitiserregern

16. Nennen Sie Krankheitsbilder, die von Pneumokokken hervorgerufen werden:
a) ....
b) ....
c) ....
d) ....

17. Nennen Sie die vier verschiedenen Antikörperklassen:
a) ....
b) ....
c) ....
d) ....

18. Ordnen Sie den angegebenen Krankheitsbildern typische Erreger zu:
a) Mastitis
b) Pneumonie
c) Angina
d) Erysipel

19. Welche Faktoren begünstigen einen Harnwegsinfekt?
a) ....
b) ....
c) ....
d) ....

20. Was müssen Sie beachten bei der Abnahme von Urin zur Untersuchung auf pathogene Keime?

....
....
....
....

Klausur Nr. 4

1. Welche Aussagen) sind richtig?
   a) Tuberkelbakterien sind resistent gegen Austrocknung
   b) Tuberkelbakterien sind resistent gegen Alkohol
   c) Tuberkelbakterien werden in erster Linie durch T-Zellen abgewehrt
   d) Jedes Kind in der Bundesrepublik sollte gegen Tuberkulose geimpft werden

2. Welche Aussage(n) sind richtig?
   a) Keuchhusten ist im ersten Lebensjahr eine harmlose Erkrankung
   b) Keuchhusten wird nur durch Tröpfcheninfektion übertragen
   c) Diphtherie kann insbesondere bei Säuglingen zum Erstickungstod führen
   d) Eine einmalige Diphtherieimpfung verleiht lebenslange Immunität

3. Welche Aussage(n) sind richtig?
   a) Pseudomonas aeruginosa ist in feuchtem Milieu sehr umweltempfindlich
   b) Pseudomonasinfektionen im Krankenhaus betreffen vorwiegend die Lunge, Harnwege und Galle
   c) Anaerobier werden vom Pflegepersonal auf die Patienten übertragen
   d) Anaerobier finden sich massenhaft in Zahnfleischtaschen und im Stuhl

4. Welche Aussage(n) sind richtig?
   a) Die Vermehrung von Clostridium perfringens in tiefen Wunden läßt sich aufgrund der starken Gasbildung im Röntgenbild erkennen
   b) Die Ausschwemmung von zelltötenden Toxinen ins Blut stellt die lebensbedrohliche Komplikation bei Infektionen mit dem Gasbranderreger dar
   c) Clostridium perfringens bildet ein lebensgefährliches Nervengift, das Muskelkrämpfe auslöst
   d) Jedes Kind wird gegen Tetanus geimpft

5. Welche Aussage(n) sind richtig?
   a) Durchfallerkrankungen bei Säuglingen im Krankenhaus werden häufig durch Rotaviren ausgelöst
   b) Choleravibrionen sind Enterotoxinbildner
   c) Blutige Stühle weisen auf eine Darmepithelzerstörung hin
   d) Fieber bei Druchfallerkrankungen deutet darauf hin, daß die Erreger die Darmwand durchschritten haben

6. Welche Aussage(n) sind richtig?
   a) Gastroenteritis-Salmonellen und Campylobacter jejuni/coli werden über Lebensmittel, z.B. Geflügel, übertragen
   b) Darmkoliken gehören zu den Zeichen einer Infektion mit Yersinien
   c) Durchfallerkrankungen sollten generell antibiotisch behandelt werden
   d) Nach Verschwinden des Durchfalls sind die Patienten nicht mehr infektiös

7. Welche Aussage(n) sind richtig?
   a) Bei Virusinfektionen werden alle Zellen des menschlichen Körpers infiziert
   b) Viruserkrankungen hinterlassen immer eine lebenslängliche Immunität
   c) Virusinfektionen können auch zur Immunität führen, ohne daß Krankheitserscheinungen aufgetreten sind
   d) Virusausschläge (Exantheme) sind Ausdruck einer Virämie und treten nicht nur bei sogenannten "Kinderkrankheiten" auf

8. Welche Aussage(n) sind richtig?
   a) Viren lassen sich im Labor nicht vermehren, weshalb man Viruserkrankungen nur serologisch diagnostizieren kann
   b) Bei Virusmeningitisverdacht ist unter anderem die Einsendung von Stuhl sehr sinnvoll
   c) HIV gehört zu den Viren mit Lipidmembranhülle
   d) Polio-, Coxsackie-, Echo- und Hepatitis A Viren gehören zu den Enteroviren und können durch Schmierinfektion übertragen werden, da sie sehr umweltresistent sind

9. Welche Aussage(n) sind richtig?
   a) Blutkonserven werden generell auf das Vorhandensein von HBsAg überprüft
   b) Hepatitis B Viren können durch Geschlechtsverkehr übertragen werden

c) Die Inkubationszeit der Hepatitis B Infektion beträgt etwa 10 Tage
d) 90% aller Hepatitis B Infektionen gehen in ein chronisches Stadium über

10. Welche Aussage(n) sind richtig?
a) Die Höhe des IgG Titers gegen das Hepatitis A Virus gibt Aufschluß darüber, ob es sich um eine frische Infektion handelt
b) Die Non-A Non-B Hepatitis wird durch Blutkonserven übertragen
c) Wird bei einer Schwangeren ein IgG Titer gegen Röteln festgestellt, so ist mit einer Infektion des Embryos zu rechnen
d) Bei der Rötelnembryopathie sind vor allem Herz und Hirn betroffen

11. Welche Aussage(n) sind richtig?
a) Maserninfektionen verlaufen häufig ohne Krankheitserscheinungen
b) Zu den Komplikationen der Maserninfektion gehört die Hodenentzündung beim erwachsenen Mann
c) Herpes-simplex Viren können zu einer lebensgefährlichen Herpesenzephalitis führen
d) Infektionen mit Herpesviren verlaufen im allgemeinen ohne Krankheitserscheinungen

12. Welche Aussage(n) sind richtig?
a) Die Erstinfektion mit Varizellen-Zoster-Virus in den ersten drei Schwangerschaftsmonaten führt beim Embryo häufig zu Mißbildungen
b) Eine Infektion mit Epstein-Barr Viren kann ein leukämieähnliches Blutbild zeigen
c) HIV kann in Einzelfällen durch Nadelstich übertragen werden, aber mit sehr viel geringerem Infektionsrisiko als bei Hepatitis B
d) HIV ist das einzige Virus, das weiße Blutzellen zerstört

13. Welche Aussage(n) sind richtig?
a) Das Poliomyelitisvirus führt umso häufiger zu Lähmungen, je früher im Leben die Infektion erfolgt
b) Das Tollwutvirus wandert nicht über das Blut, sondern entlang der Nervenbahnen zum Hirn
c) Eines der Zielorgane des Gelbfiebervirus ist die Leber

d) Candida kommt beim Gesunden im Stuhl nicht vor

14. Welche Aussage(n) sind richtig?
a) Infektionen mit Toxoplasma gondii sind sehr selten
b) Die periodischen Fieberzacken bei der Malaria werden durch Freisetzung der Erreger aus infizierten Erythrozyten hervorgerufen
c) Madenwurminfektionen machen sich vor allem durch Jucken bemerkbar
d) Madenwurmeier müssen einige Wochen im Freien reifen, ehe für den Menschen infektiöse Formen entstehen

15. Welche Aussage(n) sind richtig?
a) Trichinen und Bandwürmer werden durch verseuchten Salat übertragen
b) Trichineninfektionen führen zu Muskelschmerzen und Eosinophilie
c) Rind und Schwein zählen zu den Endwirten der Bandwürmer
d) Der Mensch ist Zwischenwirt des Echinococus

16. Welche Erreger können durch intrauterine Infektion zu Hirnmißbildungen des Embryos bzw. Feten führen?
a) ....
b) ....
c) ....

17. Nennen Sie bitte die vier menschenpathogenen Viren, die zur Herpesfamilie gehören:
a) ....
b) ....
c) ....
d) ....

18. Nennen Sie bitte Virusinfektionen, die zu den sogenannten Kinderkrankheiten gehören:
a) ....
b) ....
c) ....
d) ....

19. Welche Viren können beim Kind oder Erwachsenen zu einer Meningitis oder Enzephalitis führen?
a) ....
b) ....

c) ....

20. Wogegen schützen Antikörper gegen Viren und wogegen sind sie machtlos?
....
....
....

Richtige Lösungen

Klausur Nr. 1

1	a c
2	c
3	a c
4	a b c
5	d
6	a b
7	a c d
8	d
9	a d
10	a
11	d
12	a c d
13	a c
14	b d
15	a b c
16	Wundinfektionen allgemein, Abszesse, Osteomyelitis, Mastitis, Pyodermie, Pneumonie
17	Eitrige Angina, Scharlach, Pyodermie. Mögliche Folgeerkrankungen: akutes rheumatisches Fieber (evtl. mit Herz- und Hirnbeteiligung), akute Glomerulonephritis
18	Pneumokokken, Hämophilus influenzae, Meningokokken, E. coli, Listeria monocytogenes
19	E. coli, Proteus, Klebsiellen (u. a. Enterobaktericeen), Pseudomonas
20	a: erlaubt Beurteilung der Leukozytenzahl b: schneller Transport oder Kühlung erforderlich, sonst falsch hohe Keimzahlen c: kein Transportzeitproblem d: keine Beurteilung der Leukozytenzahl möglich; genaue Befolgung der Gebrauchsanweisung unbedingt erforderlich, da sonst keine Beurteilung der Keimzahl möglich (Probleme mit Resturin)

Klausur Nr. 2

1	b c
2	a b d
3	a b d
4	a d
5	b c d
6	a b c d
7	b d
8	a c d
9	a b
10	b d
11	a c
12	a b d
13	b c d
14	a b
15	a c
16	schlechte Durchblutung, langwierige Operationen, Hämatome, Nekrosen, Druck (Dekubitus), Diabetes u.a. Grunderkrankungen
17	4a, 1b, 3c, 2d
18	a: Rhinoviren, Masern, Mumps, Röteln b: Hepatitis B, HIV, Hepatitis Non A- Non B c: Enteroviren (Hepatitis A, Polio, Coxsackie), Rotaviren
19	alle Viren mit Lipidmembranhülle. Beispiele: Herpesviren, Masern, Mumps, Röteln, HIV
20	a: lebenslange Immunität bei allen mit Virämie einhergehenden Erkrankungen; bei bakteriellen Infektionen im allgemeinen keine Immunität (Ausnahmen: Tuberkulose, Syphilis, durch Toxine ausgelöste Erkrankungen) b: virale Erkrankungen verlaufen nicht eitrig (z.B. Sinusitis, Meningitis). Eiter deutet auf eine bakterielle Entzündung hin (z.B. Sinusitis, eitrige Meningitis) c: Viren werden durch Antikörper neutralisiert und virusinfizierte Zellen durch T-Zellen abgetötet. Bakterien werden hauptsächlich durch neutrophile Granulozyten (Eiter) phagozytiert. d: eine Virämie ist im allgemeinen nicht lebensbedrohlich und betrifft alle Infizierten (z.B. Kinderkrankheiten). Eine Sepsis ist lebensbedrohlich und betrifft v.a. Abwehrgeschwächte.

Klausur Nr. 3

1	a d
2	b c d
3	a b d
4	b c d
5	a b c d
6	c d
7	a c
8	a b d
9	a b
10	a d
11	a b
12	b
13	a b d
14	a
15	a b c
16	a: Nasennebenhöhlenentzündung (Sinusitis) b: Mittelohrentzündung (Otitis media) c: Eitrige Pneumonie d: Eitrige Meningitis, eitrige Konjunktivitis
17	IgG, IgM, IgA, IgE
18	a: Staphylococcus aureus b: Pneumokokken, Mycoplasma pneumoniae c: ß-hämolysierende Streptokokken (v.a. Gruppe A) d: ß-hämolysierende Streptokokken der Gruppe A
19	a: Katheterisierung b: durch Harnstau bedingter Druck auf das Harnwegsendothel c: Verletzung des Endothels durch Nierensteine oder Operation d: Harnröhrenverengung (Resturin in der Blase
20	Am besten Morgenurin. Sorgfältige Reinigung des Harnröhrenausganges mit Seifenlösung vor Abnahme des Mittelstrahlurins. Katheterisierung wenn möglich vermeiden. Nativurin sollte innerhalb von 2 h das Labor erreichen oder bis 24 h im Kühlschrank aufbewahrt werden. Bei Urikult Vermeidung von Resturin im Einsendegefäß.

Klausur Nr. 4

1 Antwort: a c
2 Antwort: b c
3 Antwort: b d
4 Antwort: a b d
5 Antwort: a b c d
6 Antwort: a b
7 Antwort: c d
8 Antwort: b c d
9 Antwort: a b
10 Antwort: b d
11 Antwort: c d
12 Antwort: b c
13 Antwort: b c
14 Antwort: b c
15 Antwort: b d
16 Antwort:
   a) Rötelnvirus
   b) Cytomegalievirus
   c) Toxoplasma gondii
17 Antwort:
   a) Herpes simplex (1 und 2)
   b) Varizellen-Zoster-Virus
   c) Cytomegalievirus
   d) Epstein-Barr-Virus
18 Antwort:
   a) Masern
   b) Mumps
   c) Röteln
   d) Windpocken (Varizellen)
19 Antwort:
   a) Masern
   b) Mumps
   c) Herpes simplex
   d) Varizellen-Zoster-Virus
20 Antwort: Antikörper können Viren neutralisieren, d.h. sie können ein Eindringen der Viren in die Zelle verhindern. So unterbinden Antikörper im Blut (IgG), daß die Viren über den Blutweg ihr Zielorgan erreichen (z.B. Immunität gegen Kinderkrankheiten).
Antikörper können nichts gegen Viren bewirken, die sich innerhalb einer Zelle aufhalten. Um diese Viren zu beseitigen, müssen T-Zellen die virusinfizierten Körperzellen zerstören. Virusinfizierte Zellen werden aber nur als solche von den T-Zellen erkannt, wenn die virusinfizierten Zellen Bestandteile der Viren auf ihrer Oberfläche tragen (Fremdantigen). Ist dies nicht der Fall, können Viren vom Immunsystem unbehelligt innerhalb der Zelle überleben (persistieren), solange sie die Zelle nicht töten.

Index

Abnahmezeit, Urinprobe	19	
Abszess	08	
Abszeß, Anaerobier	31	
Adenoviren	40	
Adsorption	39, 41	
Äthylenoxid-Sterilisation	62	
AIDS	49	
Aldehyd-Desinfektion	63	
Alkoholdesinfektion	63	
Aminkolpitis	22	
Amoeben	37	
Anaerobier, Aminkolpitis	22	
Anaerobier, Krankheitsbilder	31	
Anophelesmücke	56	
AntiHB$_c$	43	
Antikörper, Definition	15	
Antikörper, neutralisierend	16, 41	
Antikörperbestimmung im Liquor (HSV)	42	
Antikörperklassen	16, 17	
Aspergillus	53	
Atemwegsinfektion, Häufigkeit	18	
B-Lymphozyten, Defintion	15	
Bacillus cereus	35	
Bandwürmer	58	
Bläscheninhalt, HSV	42	
Blasenkatheterbesiedlung	9	
Blasenpunktion, suprapubisch	19	
Blutkulturabnahmetechnik	13	
Bordetella pertussis	27	
Borrelia burgdorferi	51	
Branhamella catarrhalis, Sinusitis	24	
Bronchitis, Keimspektrum	24	
Brustdrüsenentzündung	8	
C-Substanz	10, 12	
Campylobacter jejuni/coli	35, 36	
Candida albicans	52	
Capsid	40	
Cervicitis, Chlamydien	22	
Cervicitis, Gonorrhoe	21	
Chlamydien	22	
Chlor-Desinfektion	63	
Cholera	34	
Clostridium botulinum	37	
Clostridium difficile	35	
Clostridium perfringens	31, 37	
Clostridium tetani	32	
Coronaviren	41	
Corynebacterium diphtheriae	28	
Coxsackieviren	40	
Croup	28	
Cryptococcus neoformans	52	
Cytomegalie-Virus (CMV)	41, 48	
Darmflora	34	
Dauerausscheider, Typhus	36	
Decubitus	7	
Dermatophyten	53	
Desinfektion	62-63	
Dicker Tropfen	56	
Diphtherie	28	
DNA	5	
E. coli, enteropathogen	35	
E. coli, Harnwegsinfekt	18	
E. coli, Meningitis	25	
Echinococcus	58	
Echoviren	40	
Embryopathie (Röteln)	45	
Endokarditis (Streptokokken)	11	
Endokarditis lenta	12	
Endotoxin (Definition)	14	
Enterokokken	12	
Enteroviren	40	
Enzephalitis, Borrelien	51	
Enzephalitis, FSME	51	
Enzephalitis, Herpes simplex	47	
Enzephalitis, Masern	46	
Enzephalitis, Mumps	46	
Enzephalitis, Polio	50	
Eosinophilie	57	
Epidemiologie	1	
Epstein-Barr Virus (EBV)	41, 48	
Erwärmung (Desinfektion)	63	
Erysipel	11	
Erythema chronicum migrans	51	
Erythrogenes Toxin	11	
Erythrozyten, Bildung im Körper	16	
Eukaryonten	1	
Exoenzyme (Staph. aureus)	8	
Exotoxin, Antikörperbindung	15	
Exotoxin (Definition)	14	
Exotoxine (Staph. aureus)	8	
Fc-Stück	16	
Filtration	62	
Fleming, Alexander	2	
Flöhe	59	
FSME	41, 51	
Gardnerella vaginalis	22	
Gasbrand	31	
Gastroenteritis	36	
Geißeln	4	
Gelbfiebervirus	41, 51	
Glomerulonephritis, akute	11	
Gonokokken	20	
Gramfärbung	3	
Granulom, Definiton	16	
Granulom, Tuberkulose	27	
Granulozyten, Definition	15	
Gürtelrose	48	
H-Antigen	4	
Haemophilus influenzae, Meningitis	25	
Haemophilus influenzae, Sinusitis	24	
Halbwertszeit	5	
Hämolyse (Streptokokken)	10-12	
Hämolysehof (Staph. aureus)	8	
Harnwegsinfekt, Häufigkeit	18	
Harnwegsinfekt, Risikofaktoren	18	
Harnwegsinfekt, Symptome	20	
HBeAg	42-43	
HBsAg	42-43	
Hepatitis A	40, 44	
Hepatitis B	42-44	
Herpes genitalis	47	
Herpes labialis	47	
Herpes simplex (HSV)	41, 46	

Herpesviren	41, 46-48	
Hitzefixierung	3	
HIV	41, 49	
Hydrophobie	50	
IgA	16, 17	
IgA, Muttermilch	17	
IgA, Schleimhäute	17	
IgD	16	
IgE, Mastzellen	17	
IgE	16, 17	
IgG	16, 17	
IgG, Halbwertszeit	17	
IgG, Plazentagängigkeit	17	
IgM	16, 17	
IgM bei Röteln	45	
IgM, frische Infektion	17	
Ikterus (Gelbsucht)	43, 45, 48, 51	
Immunität, erworbene	15	
Immunität, humorale	15	
Immunität, lebenslang	41	
Immunität, zelluläre	16	
Impetigo	11	
Impfung aktiv	32, 33	
Impfung Diphtherie	29, 60	
Impfung FSME	51, 61	
Impfung Gelbfieber	51, 60	
Impfung Hepatitis A	60	
Impfung Hepatitis B	43, 44, 61	
Impfung Keuchhusten	28, 60	
Impfung Masern-Mumps-Röteln	45, 46, 60	
Impfung passiv	32, 50	
Impfung Polio	50	
Impfung Tetanus	32, 60	
Impfung Tollwut	50, 61	
Impfung Tuberkulose	27, 60	
Infektion, apparent	14	
Infektion, endogen	30	
Infektion, exogen	30	
Infektion, inapparent	14	
Influenzaviren	40	
Ionisierende Strahlen, Sterilisation	62	
Jod-Desinfektion	63	
Kapsel, Antikörperbindung	15	
Kapsel, Definition	4	
Kapsel, Haemophilus influenzae	25	
Kapsel, Phagozytoseinhibition	14	
Kapsel, Pneumokokken	13, 14, 15	
Katheterbesiedlung	9	
Katheterurin	19	
Keimzahl, Urinprobe	20	
Keuchhusten	27-28	
Kindbettfieber (Streptokokken)	11	
Kissing disease	48	
Klebsiella, Harnwegsinfekt	18	
Koagulase (Staph. aureus)	8	
Koagulase-negative Staphylokokken	7, 9	
Koch, Robert	2	
Komplement, Defintion	15	
Konjugation	5	
Konjunktivitis, eitrige (Pneumokokken)	13	
Konjunktivitis, Herpes	24, 47	
Konjunktivitis, Keimspektrum	24	
Krätze	59	
Lactobacillen	22	
Läuse	59	
Lamblien	38	
Lancefield Gruppen	10	
Latenz	42, 46	
Lebensmittelvergiftung (Staph. aureus)	8, 35	
Lebensmittelvergiftung durch Clostridien	37	
Leukozyten, Bildung im Körper	16	
Lipopolysaccharide	4	
Listerien	23	
Listerien, Meningitis	23, 25	
Lysozym	4	
M-Protein	10	
Madenwurm	56	
Makrophagen, Definition	15	
Malaria	54	
Masern	40, 45	
Mastitis Puerperalis	8	
Meningitis, eitrig	13, 25	
Meninigitis, eitrige (Pneumokokken)	13	
Meninigitis, Erregerspektrum	25	
Meningitis, Listerien	23	
Meningitis, nicht-eitrig	25	
Meningitis, virales Erregerspektrum	25	
Meningokokken, Krankheitsbilder	26	
Meningokokken, Meningitis	25, 26	
Metronidazol, Anaerobier	31	
Metronidazol, Aminkolpitis	22	
Milben	59	
Mittelohrentzündung (Otitis media), Abstrich	24	
Mittelstrahlurin	19	
Mononukleose	48	
Monozyten	15	
Mucoviscidose, Lungeninfektion	24	
Mucoviscidose, Pseudomonas	30	
Mumps	40, 46	
Mutation	5	
Mycobacterium tuberculosis	26	
Mycoplasma pneumoniae, Pneumonie	26	
Myokarditis, Diphtherie	28	
Nadelstich, Hepatitis B	43, 44	
Nadelstich, HIV	49	
Nebenhöhlenentzündung (Sinusitis), Abstrich	24	
Nebenhöhlenentzündung, Keimspektrum	24	
Normalflora im Verdauungstrakt	34	
Nosokomialinfektion	1	
O-Antigen	4	
Osteomyelitis	8	
Otitis externa, Pseudomonas	30	
Otitis media, Haemophilus influenzae	25	
Otitis media, Pneumokokken	13	
Parainfluenzaviren	40	
Parotitis	46	
Pasteurisieren	27, 63	
Pathogenität (Definition)	14	
Penetration	39	
Penicillin (Wirkung)	4	
Persistenz	42, 46	
Phagozyten, Definition	15	
Phlegmone	11	
Plasmid	5	
Plasmodien	55	
Pneumokokken	13	

Index

Pneumokokken, Meningitis	13, 25	
Pneumokokken, Sinusitis	24	
Pneumonie, Haemophilus influenzae	25	
Pneumonie (Staph. aureus)	8	
Pneumonie, Keimspektrum	24	
Pockenvirus	41	
Polioviren	40, 49	
Prävention	1	
Primärkomplex, Tuberkulose	27	
Prokaryont	1, 3, 5	
Prophylaxe, Malaria	56	
Proteus, Harnwegsinfekt	18	
Pseudomembranen	28	
Pseudomonas aeruginosa,	30	
Pseudomonas aeruginosa, Harnwegsinfekt	18	
Pyodermie (Staphylokokken)	8	
Pyodermie (Streptokokken)	11	
Resistenz, natürliche	14	
Rheumatisches Fieber, akutes	11	
Rhinoviren	40	
Rinderbandwurm	58	
Rotavirus	34, 40	
Rötelnvirus	40, 45	
RS-Virus	40	
Ruhr	35	
Salmonellen	35-36	
Scharlach	11	
Schimmelpilze	53	
Schwangerschaft, CMV	48	
Schwangerschaft, HSV	47	
Schwangerschaft, Listerien	23	
Schwangerschaft, Röteln	45	
Schwangerschaft, Toxoplasmose	54	
Schwangerschaft, VZV	48	
Schweinebandwurm	58	
Semmelweis, Ignaz	1	
Sepsis (Definition)	14	
Sepsis (Streptokokken)	11	
Sepsis, Häufigkeit	18	
Sepsis, Meningokokken	26	
Shigellen	35	
Sinusitis, Haemophilus influenzae	25	
Sinusitis, Pneumokokken	13	
Spirochäten	51	
Sporen	31	
Spulwurm	57	
Sputum, Tuberkulose	27	
Staphylococcus aureus	7-9, 35	
Staphylococcus aureus, Harnwegsinfekt	18	
Staphylococcus aureus, Sinusitis	24	
Staphylococcus, Koagulase negativ	7, 9	
Sterilisation im Autoklaven	62	
Sterilität, Chlamydien	22	
Sterilität, Gonorrhoe	21	
Sterilität, Mumps	46	
Streptokinase	11	
Streptokokken		
Streptokokken Gruppe A	10-12	
Gruppe B	12	
Streptokokken Gruppe B, Meningitis	12, 25	
Streptokokken der Gruppen C, F, G	12	
Streptokokken, vergrünend	12	
Streptolysin	11	
Stuhleinsendung bei Meningitisverdacht	42	
Syphilis	21	
T-Lymphozyten	16	
Tetanus	32	
Tollwutvirus	41, 50	
Toxin, Diphtherie	28	
Toxin, Gasbrand	31	
Toxin, Tetanus	32	
Toxoplasmose	54	
Transduktion	5	
Transformation	5	
Transportzeit, Urinprobe	19	
Treponema pallidum	21	
Trichinen	57	
Trichomonaden	23	
Tuberkulintest	27	
Tuberkulose	26-27	
Typhus	35-36	
Uncoating	39	
Urethrastriktur, Gonorrhoe	21	
Urethritis, Chlamydien	22	
Urethritis, Gonorrhoe	20	
Urikult	19	
Urin, Candida albicans	52	
Urin, CMV	42, 48	
Urin, Probengewinnung	19	
UV-Licht	62	
Varizellen-Zoster Virus (VZV)	41, 47	
Venenkatheterbesiedlung	9	
Virämie, Immunität	14, 41	
Viren, Immunabwehr gegen	16	
Virulenz (Definition)	14	
Virusanzüchtung	42	
Virushülle	40-41	
Warzenviren	40	
Wassermann Reaktion	22	
Windeldermatitis	34, 52	
Windpocken	47	
Wundinfektion, Erregerspektrum	30	
Wundinfektion, Häufigkeit	18	
Yersinia enterocolitica	35, 36	
Zellwand	3, 4	
Ziehl-Neelsen Färbung	26	
Zytoplasmamembran	3, 4	
Zytostatika, Nebenwirkung	16	

Fachbücher von Jungjohann

Scheffer
Original Bach-Blütentherapie
1990. Ca. 300 S., ca. 8 Farbabb., geb. ca. DM 64,–

Das vorliegende Lehrbuch vermittelt dem Behandler alle wesentlichen Fakten der Original-Bach-Blütentherapie in kurzer, übersichtlicher Form. Auch wird deutlich aufgezeigt, in welcher Weise sich diese Therapie auch in die Kassenpraxis integrieren läßt.

Krebs
Eigenbluttherapie
Methodik, Indikation und Praxis
1989. VI, 162 S., 27 Abb., 16 Tab., kt. DM 68,–

Dieser aktuelle Band beschreibt ausführlich die Eigenbluttherapie in Methodik, Indikation und Praxis, insbesondere im Rahmen der Dermatologie, Geriatrie, Kinderheilkunde und Sportmedizin.

Eschwey
Mit natürlichen Heilweisen helfen
Ein Erfahrungsbericht nach 33jähriger ärztlicher Praxis.
1984. 140 S., 16 Abb., kt. DM 14,80

Lützner/Million
Rheuma und Gicht –
Selbstbehandlung durch Ernährung
4., erw. Aufl. 1989. X, 134 S., kt. DM 22,80

Kolles
Statistische Auswertungen in der Medizin
Ein praktischer Ratgeber für Doktoranden und Wissenschaftler mit zahlreichen Beispielen und einer Einführung in die computergestützte Auswertung mit dem Statistikprogramm SPSS
1989. 120 S., DM 36,–

Schäffler/Braun/Renz
Klinikleitfaden
Untersuchung · Diagnostik · Therapie · Notfall
2., völlig neubearb. Aufl. 1990. XVI, 640 S., zahlr. Abb. und Tab., geb. DM 49,80

Der Erfolg der 1. Auflage zeigte, daß dieses Konzept richtig ist. Für die Neuauflage konnte u.a. der Pharmatherapieteil in allen Kapiteln noch verbessert werden, die Synopse der Handels- und Freinamen wurde von 500 Präparaten auf 2000 Arzneimittel erhöht und um eine Liste der DDR-Pharmaka erweitert.

Hermanns
Erste Hilfe –
Grundlagen, Therapie und Praxis
1989. 162 S., 63 Abb., geb. DM 54,–

Retzlaff
Gewalt gegen Kinder
Mißhandlung und sexueller Mißbrauch Minderjähriger
1989. VIII, 127 S., kt. DM 32,–

In den Beiträgen zu diesem Band untersuchen Fachleute verschiedener Disziplinen die vielschichtigen Ursachen der Kindesmißhandlung, stellen die Folgen dar und geben dem Arzt Hinweise, damit er die Anzeichen frühzeitig erkennt und wirksam helfen kann, anstatt zum stummen Komplizen zu werden.

Faber/Haarstrick
Kommentar Psychotherapie-Richtlinien
Gutachterverfahren in der Psychotherapie
Psychosomatische Grundversorgung
1988. 201 S., DM 44,–

Preisänderungen vorbehalten

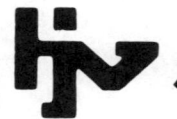

Jungjohann Verlagsgesellschaft

Das Buch zum Test!

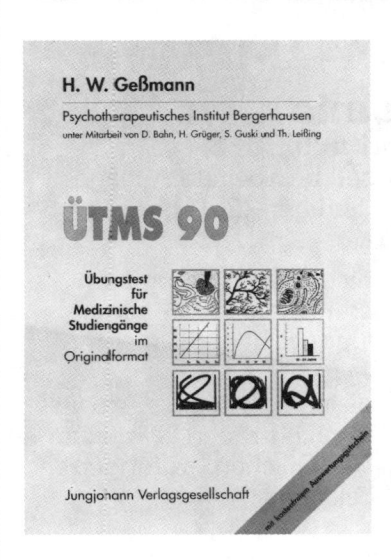

ÜTMS 90
Übungstest für Medizinische Studiengänge

Von Dr. Hans-Werner GESSMANN, Psychotherapeutisches Institut Burg Bergerhausen

1990. Kt. DM 29,80

Der hier vorliegende ÜTMS bietet erstmals die Möglichkeit, einen gesamten Medizinertest im Originalformat im Selbstversuch durchzuführen, ihn vor der eigentlichen Prüfung auswerten zu lassen und sich damit unter »Ernstfallbedingungen« auf die Testabnahme vorzubereiten.
Nach Einsendung des Antwortbogens erhält jeder ÜTMS-Teilnehmer kostenfrei ein differenziertes Testergebnis, was seinen persönlichen Leistungsstand im Vergleich zu den Mitbewerbern zeigt. Dieses ermöglicht ihm die Einschätzung seiner derzeitigen Chancen im TMS und eine optimale Aufteilung seiner noch vor ihm liegenden Übungszeit, um gezielt Testschwächen und Fähigkeitsdefizite zu überwinden.
Darüber hinaus gewinnt der ÜTMS-Teilnehmer einen Eindruck davon, wie er in der Originalsituation mit der Bearbeitung der Aufgaben zurechtkommt und welches Bearbeitungstempo er wählen muß.
Auf Wunsch kann ein zusätzliches, ausführliches Leistungsgutachten mit intensiver, individueller Beratung zur Testvorbereitung angefordert werden.

Große Aldenhövel
175 Übungsaufgaben zum Test
zu den Bereichen medizinisch-naturwissenschaftliches und mathematisches Grundverständnis (= quantitative und formale Probleme)

4. Auflage 1990. Ca. 100 S., kt. ca. DM 19,80

Alle Aufgaben sind sowohl im Aufgabenprinzip als auch in Aufbau und Lösungsform den Original-Aufgaben angelehnt.
Es ist empfehlenswert, zumindest einen Teil der Übungsaufgaben unter Zeitbedingungen zu bearbeiten, um ein Gefühl für das richtige Arbeitstempo zu erhalten und evtl. seine Arbeitsweise korrigieren zu können. Die beigefügten Lösungskommentare machen eigene Schwierigkeiten transparent; ein erneutes Training führt zu wesentlich verbesserten Testergebnissen.

Pera
Das mündliche Physikum
Ratgeber für Human- und Zahnmediziner

1990. Ca. 180 S., 3 Abb., ca. DM 24,80

Der Autor ist erfahrener Prüfer für angehende Mediziner und Zahnmediziner an der Universität Münster und vermittelt hier praktische Ratschläge für Human- und Zahnmediziner.
Er bereichtet ausführlich über die gesetzlichen Grundlagen, Erlasse und Gerichtsurteile im Bezug auf das mündliche Physikum und erläutert, was zu tun ist, wenn diese Regelungen offenbar verletzt wurden.
Eine vollständige Dokumentation der Approbationsordnungen für Ärzte und Zahnärzte in ihren aktuellen Novellierungen (Stand Sommer 1990) rundet den Band ab.

Jablonski/Kruscha
Krankenhaus-Adreßbuch
3. Auflage 1990. Ca. 170 S., ca. DM 29,80

Schäffler/Oethinger
Famulatur und ärztliche Weiterbildung im Ausland
2. Auflage 1990. Ca. 350 S., ca. DM 38,80

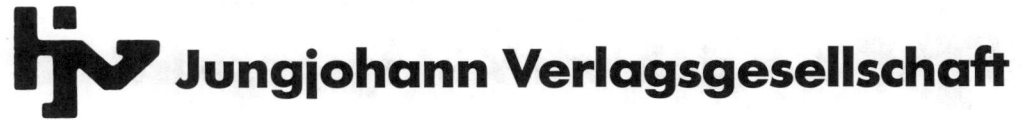

Jungjohann Verlagsgesellschaft

Die ideale Ergänzung

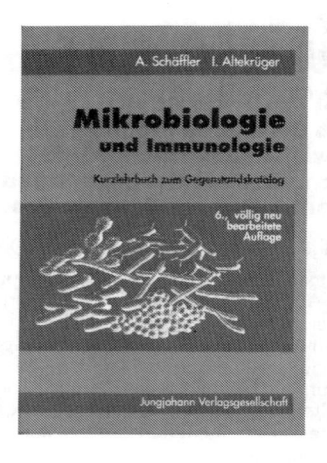

Moll/Moll
Anatomie
Kurzlehrbuch
11., völlig neu bearbeitete Auflage
1990. 614 S., über 220 Abb.,
DM 49,80

- Ausführlicher Bildanhang zur normalen Röntgenanatomie
- Darstellung wichtiger klinischer Bezüge
- Für Medizinstudenten als Arbeits- und Lernbuch für den Präp.-Kurs und die mündlichen Prüfungen voll ausreichend

Schäffler/Altekrüger
Mikrobiologie und Immunologie
Kurzlehrbuch
6., völlig neu bearbeitete Auflage
1990. 271 S., zahlr. Abb. u. Tab.,
DM 36,80

Die *Tabellen zur klinischen Infektionstherapie* bieten eine Menge übersichtlich gestalteter Informationen zu Indikation, Kontraindikation, Nebenwirkung und Dosierung der meisten verordneten Antibiotika, Virostatika und Arzneimittel gegen Pilz-, Wurm- und Protozoeninfektionen.
Auf wissenschaftlichen Ballast und die eher „botanischen" Aspekte der Mikrobiologie wurde unter medizinischen Gesichtspunkten verzichtet.

Preisänderungen vorbehalten.

Moll/Lukoschus
Winterthur Anatomie Atlas
GK-orientierter Anatomie-Atlas mit Verlaufsbeschreibungen und Muskelschemata
2., durchgesehene Aufl. 1990.
464 S., 36 Verlaufsbeschreibungen,
ca. 414 Abb., geb. DM 48,–

Angehörigen medizinischer Assistenzberufe vermittelt dieser Anatomieatlas einen raschen Einblick in das anatomische Wissen. Das gesamte Bildmaterial wurde vorwiegend nach dem GK geordnet, wobei schwierigen Kapiteln typische Übersichtsbilder vorangestellt wurden. Verlaufsbeschreibungen von Nerven und Gefäßen sowie Muskelschemata mit Angabe von Ansatz, Ursprung und Funktion erleichtern das Lernen wesentlich. Alle wichtigen Querschnittsbilder sind beigefügt.

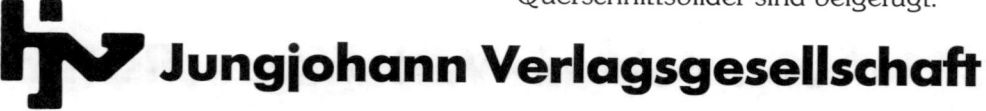

hv Jungjohann Verlagsgesellschaft

Für Ausbildung und Praxis

Wiederhöft/Büst/Simon
Originalfragen aus Staatsexamensprüfungen für MTA (MTL und MTR)
Band 1 · 3. A. 1989. 146 S., DM 26,80

Wiederhöft
Anatomie, Physiologie, Pathologie
für Krankenschwestern, MTA
1983. 280 S., 60 Abb., DM 19,80

Wiederhöft
Laborpraktikum
ein prüfungsrelevantes Kompendium zur Vorbereitung auf das Staatsexamen
2. A. 1984. 220 S., 30 Abb., DM 16,80

Ruff
Spritzen und Blutentnahme leicht gemacht
1988. 66 S., 49 Abb., DM 19,80

Hampton
EKG – leicht gemacht
3. A. 1985. 82 S., 62 Abb., DM 14,80

Kantschev
Erfolgreiche Prüfungsvorbereitung
1986. 220 S., DM 24,80

Preisänderungen vorbehalten

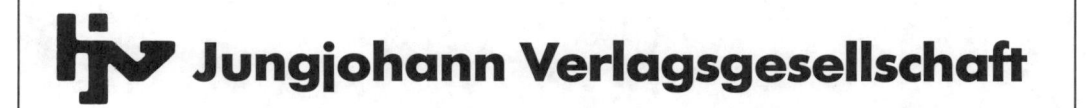

Schäffler/Braun/Renz
Klinikleitfaden
Untersuchung – Diagnostik – Therapie – Notfall
2. A. 1990. XVI, 640 S., zahlr. Abb. und Tab., geb. DM 49,80

Hüsgen
Praktische Labormedizin
1988. 314 S., DM 36,–

Dickgießer/Dickgießer
Krankenhaushygiene
Unter Berücksichtigung der neuen Ausbildungs- und Prüfungsordnung
1988. 184 S., 4 Abb., DM 24,80
(Mengenpreis ab 20 Expl. je DM 21,80)

Moll/Moll
Anatomie
Originalfragen mit ausführlichen Kommentaren zu schwierigen Fragen
7. A. 1989. 617 S., zahlr. Abb., DM 32,80

Mürbe/Stadler
Staatsbürger- und Gesetzeskunde
für Krankenpflegeschüler und verwandte Ausbildungsgänge
1989. 130 S., 2 Tab., DM 22,80
(Mengenpreis ab 20 Expl. je DM 19,80)

Jablonski/Kruscha
Krankenhaus-Adreßbuch
3. A. 1990. Ca. 158 S., kt. ca DM 25,80

Jungjohann Verlagsgesellschaft